U0222367

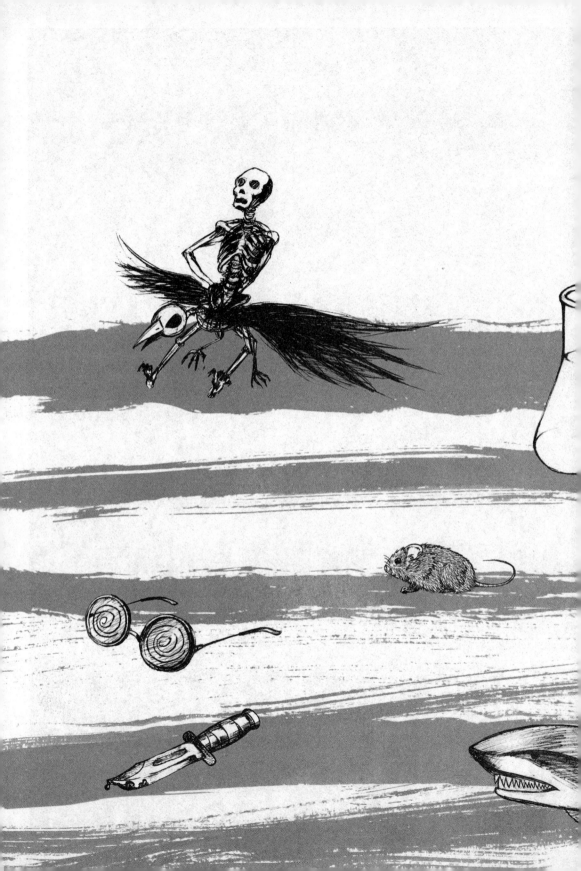

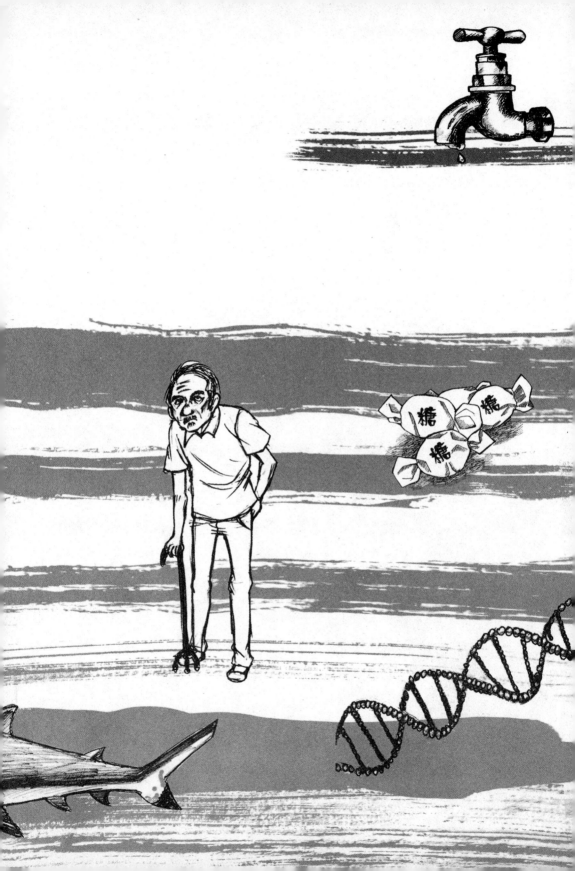

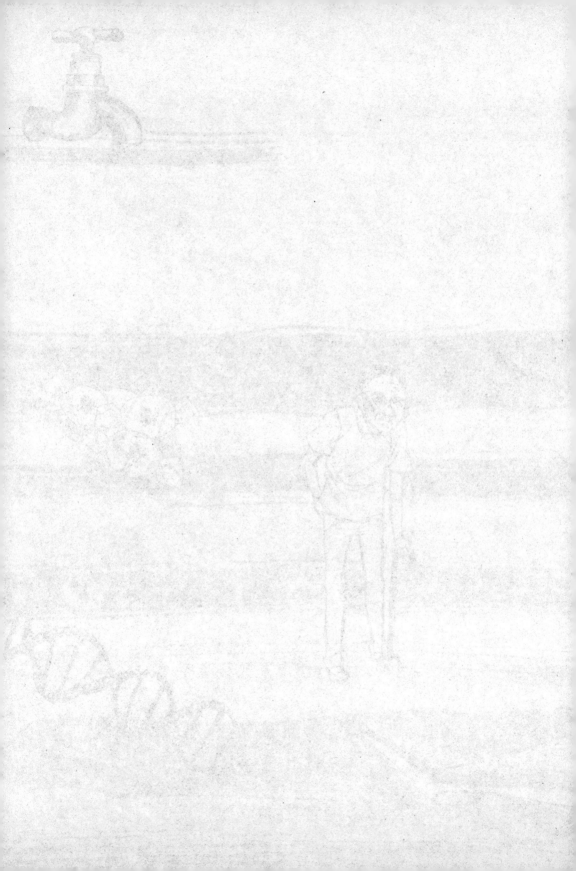

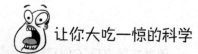

让你大吃一惊的科学

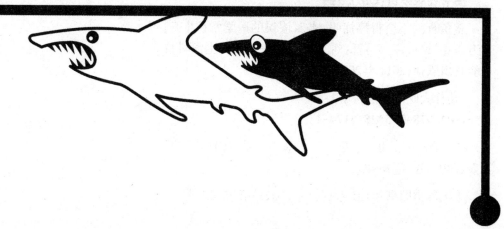

鲨鱼真的不会得癌症吗

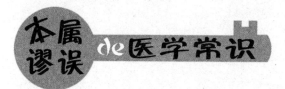

本属谬误 de 医学常识

【美】克里斯托弗·万杰克(Christopher Wanjek)◆著

刘学礼 等 ◆译

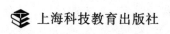上海科技教育出版社

WILEY

图书在版编目(CIP)数据

鲨鱼真的不会得癌症吗:本属谬误的医学常识/【美】万杰克(Wanjek, C.)著:刘学礼等译. —上海:上海科技教育出版社,2011.8(2022.6重印)

(让你大吃一惊的科学)

ISBN 978-7-5428-5174-1

Ⅰ.①鲨…　Ⅱ.①万…　②刘…　Ⅲ.①医学—普及读物　Ⅳ.①R-49

中国版本图书馆CIP数据核字(2011)第052671号

献给我的父亲

爱德华·利奥·万杰克

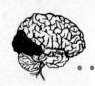

评价

克里斯托弗·万杰克用毫不妥协的方式驱除一派胡言的谬论，这些谬论正以科学和医学的名义在容易上当的公众中日益广泛地传播。万杰克思路清晰，作品幽默又提倡人道，使人们既能获知信息又能得到娱乐。

——薛莫博士，《怀疑论者》发行人

《科学美国人》每月专栏作家

《为什么人们会相信怪诞之事》作者

史前人类相信，雪松灰和咒语能治疗头部外伤；古埃及人认为心脏是思考的场所，肝脏造血，大脑冷却身体；古希腊医生希波克拉底对放血术有着极大的兴趣……今天，我们仍然受到无数医学谜团和谬误的困扰。《鲨鱼真的不会得癌症吗》揭穿了那些被广为接受的错误看法的真面目。

清晰、易懂又趣味十足的《鲨鱼真的不会得癌症吗》纠正了一些医学误解，如：

● 你只利用了 10% 的大脑？错！CT，PET 和 MRI 均证明大脑的任何区域都是活跃的……即使在睡眠中也是如此。

● 离电视机太近会导致近视？错！你妈妈的这种想法是错误的。更有可能的是，已经近视的孩子离电视机近是想看得更清楚。

● 吃垃圾食品会长粉刺？错！粉刺是由死亡的皮肤细胞、激素和细菌感染造成的，并非由一个什么披萨引起。

● 穿得不暖和就会得感冒？错！感冒病毒才是罪魁祸首，而且是唯一的原因。

从《鲨鱼真的不会得癌症吗》中，你可以学会保护自己和所爱的人——你所保护的大脑恰恰是你自己的。

目录

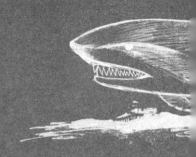

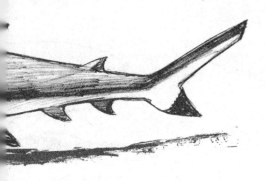

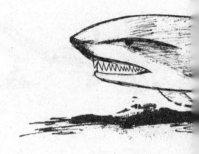

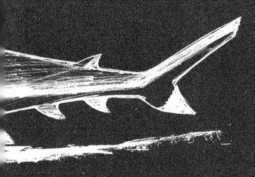

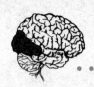

译者前言

史前时代,人类的实践能力和认知水平十分有限。人们相信巫术可以防治疾病,拯救生命。古埃及人认为心脏是思考的场所,古希腊人对放血术有着极大的兴趣。在科学昌明的今天,我们仍然被许多坚信不移的"医学常识"所"忽悠":我们只利用了 10% 的大脑、阑尾是无用的器官、记忆力退化是衰老的征兆、离电视机太近会导致近视、吃垃圾食品会长粉刺、穿得不暖和就会感冒、吃鲨鱼软骨可以抵抗癌症……在我们的日常生活中,存在着许多诸如此类的医学谬论,有些是我们祖先遗留下来的风俗习惯,有些是民间流行已久的传统观念,有些是网上不断涌现出来的新颖观点。这些常常被我们奉为"真理"的"医学常识"其实并没有什么科学依据,它们不仅在理论上是站不住脚的,而且在实践中对我们的生活和健康会造成不良影响。

美国知名科学作家克里斯托弗·万杰克在《鲨鱼真的不会得癌症吗》一书中,以清晰的思路、生动的语言,对一系列正打着医学名义流传于社会公众中的医学谬论进行了无情嘲讽和深刻揭露。

万杰克是美国宇航局的资深作家,曾在美国麻省理工学院和美国国立卫生研究院工作过。他经常给《华盛顿邮报》投稿,也常为《史密森尼》、《福布斯》以及《今夜秀》、《周六晚间直播》节目撰稿。在《鲨鱼真的不会得癌症吗》中,万杰克指出:一般人现在仍然认为,重任在身的科学能够并且也将战胜一切。因此,当锻炼和饮食本来可以预防高胆固醇的时候，我们却制造出诸如他汀类的药物来控制高胆固醇水平；当生活方式因素而非遗传因素对肥胖、心脏病或其他什么疾病起主要决定作用时，我们却在研究导致这些疾病的基因；当机体本身也可以抗感染的时候，我们却用大量的抗生素来清除或治疗轻微的炎症。所有这些治疗方法，不论多么有效，都会产生副作用。竭尽全力追求完美的科学，使许多工业化国家的国民匆忙求助于替代疗法，这把他们送到了糟糕的医学的怀抱。今天，我们会继续前进还是会收回脚步？我们的命运可能就取决于我们辨别糟糕的医学的能力。

《鲨鱼真的不会得癌症吗》一书揭穿了那些被广为接受的错误看法的真面目，有助于把危害我们生活与健康的谬论和我们真正需要了解的真相区分开来。

本书的中文翻译工作由刘学礼主持。本书的绪论、第二部分、推荐读物由刘学礼译，第一部分由黄杉译，第三部分、后记及附录由王丽莎译，第四部分由黎力平译，第五部分由邱春译，第六部分、第七部分由韩蕊译。刘学礼对全书作了通校。

在本译著出版之际，我衷心感谢参与这次翻译工作的各位朋友，同时对上海世纪出版股份有限公司科技教育出版社郑华秀女士为本书的编辑出版所付出的辛勤劳动谨表谢忱。

本书涉及的知识领域广泛，而我们的水平相当有限，译文定有许多缺点和错误，敬希读者批评指正。

刘学礼

2011年春于复旦大学光华楼

绪论：
糟糕的医学之根源

与古老的蟑螂相比，我们确实是稚嫩的物种。最古老的人类也不过是150 000年前才从中非的长草丛中站立起来，他们带着锐利的石块和强烈的好奇心，动身起程征服世界。接着说蟑螂，它们从未错过任何一个可以获得免费食物的机会。几千年过去了，仍然很难说谁是真正的赢家。若论斤两，世界上蟑螂的总重量比人类的还要大。人类很容易受到病毒和细菌的侵袭。对于聪明的人类来说，这一直不是一个简单的经验教训——我们并不是优势物种；存在着一个我们肉眼看不见的微生物世界；我们并不是生活在人类时代，而是生活在细菌时代。我们在过去149 900年里一直没有明白这个道理，直到19世纪末才恍然大悟。但是，我们还是发现了！这就是病原理论。我们立即将这一难得的知识应用于医药领域。我们洗手、向城市供应净水、制造疫苗，同时在细胞相互作用的层次上了解机体。突然间，到20世纪，我们的平均寿命至少是历史上任一时期的两倍。

总之，令人惊讶的是，我们已经了解了很多。自然的力量是在人类控制之外的，有时似乎势不可挡。干旱和饥荒在肆意攻击；流行病彻底毁掉了整个城市和乡村；火灾、洪水和地震在几秒钟内就能摧毁历经几个世纪才造好的建筑物。想象一下40 000年前的人类，孤立无助。让我们直面这样的事实吧。你不是爱因斯坦，我也不是。我对于万物如何运行没有任何概念，我不知道如何使沙子变成玻璃，也不知道如何抛光玻璃使得它能把小东西放大。我没有这样做的冲动，我也没有理由相信任何东西比我们用眼看到的要更小或更远。当然，我好奇的是为什么太阳能使石头变热。我想太阳一定是热的。还有，我不知道为什么庄稼今年不生长，也不知道为什么我10个

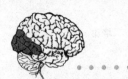

孩子中有 8 个会在他们成年之前夭折。

千万年来,聪明如你我的人类一直把生活中的好与坏归结于诸神。这样,生活变得更有意义。虽然过程很漫长,但是我们学会了如何自助。某些植物的果实、根或花,可能会让我们感觉好一点。在皮肤上抹油能治疗严重的皮疹和烧伤,喝茶可以缓解胃部不适。但是,雪松灰和咒语却似乎对在水权争夺战中所受的剧烈的头部外伤没有任何帮助。但是,在以上三种都在用的传统治疗方法中,有两种对人体并无坏处。我们不知道为什么某些疗法起作用而其他疗法不起作用。我们不问为什么,我们只是做那些可以让我们恢复健康的事情。最终,我们猜测,是神在发号施令,使得药物起作用。

草本植物作为药材源远流长。世界各地的壁画显示,草药的使用可以追溯至 40 000 年前。著名的冰人奥茨被深深的冰层近乎完美地保存了 5000 年之后,于 1991 年在意大利阿尔卑斯山被发现时,他身上就携带能治疗胃痛的草药。他的药剂师毫无疑问是一个精神治疗师。情绪确实能决定治疗过程的结果;因此,草药和其他治疗方法的处方就成了女祭司、萨满巫师或者巫医负责的领域。治疗对于祈祷和仪式的依赖,正如——如果不是更多的话——对于药物本身的依赖。生活就以这样的方式继续,直到大约公元前 3000 年。

医疗开始转变为一门科学是在埃及。中国常被认为拥有最古老的医疗文化。当然,这就否认了世界上其他各个文化的存在。5000 年前,中国的医疗文化并不比美洲和澳洲的当地医疗文化先进。然而,埃及人却在公元前 3000 年就开始思考治疗的因果联系。更为重要的是,他们写下了他们的思想。埃及人坚信心脏是思维的中心,肝脏产生血液,而大脑冷却身体。这并不正确,但却是一个好的开端。确实,如果没有今天我们所使用的电子探针,你会对大脑和肝脏的作用有概念吗?

埃及医生在医疗上应用了草药、手术和一点巫术。Sekhet'eanach 和伊姆霍特普是第一批可以被称为医生的人,而不是牧师、草药医生或者巫医。他们记下他们的行医活动,查明什么起作用、什么不起作用,并将其传授给其他医生。早期的一个成果是用蜂蜜治疗伤口。埃及的医生并不知道蜂蜜可以将伤口与外界的传染源隔离开来，同时还含有防腐成分。虽然和我们大家一样骄傲，但当他们最好的治疗手段不起作用的时候，埃及医生认为不应抱怨他们。神最终决定病人的命运。

在大约公元前2000年的中国，草药医生开始记录哪些叶子、根和茶叶对何种疾病起作用。中国人对于疾病并不那么归咎于神，而是归咎于两种能量阴和阳的失衡。一个人可以通过恢复阴阳平衡来治疗疾病。这一逻辑比埃及人更胜一筹，埃及人还没有质问引起疾病的原因。中国人有几种重建平衡与和谐的方法。一种是针灸和推拿，它会触发"气"（一种重要的能量）的运动，使阴或阳（无论是哪一种导致了疾病）退回原位。运动和呼吸也同样可以使这种"气"运行。草药——包含着火、水、土、木和金等基本元素——被认为是影响阴阳的最有效的方法。这种恢复平衡的方法在后来的两千年中得到了改良。很多草药从来没起过作用，也不会致死。所以草药治疗延续至今，并被写入了许多医学书籍中。"吃啥补啥"这种错误的逻辑就是以这种方式被人记住的，今天仍有许多中国人相信服用虎鞭可以治疗男性性功能障碍。

大约在公元前1000年，印度医生实施外科手术的成功率比当时世界上其他任何一个地方的都要高。印度医生知道如何排出积水、缝合伤口、取出肾结石，甚至进行简单的整形手术（对私通者施行切除鼻子的惩罚）。这就与中国不同，虽然治疗病人的过程仍然与宗教和仪式纠缠在一起。关于草药、饮食、精油和锻炼的印度草医学系统成形较晚，大约在公元前200年左右。

在西方国家，希腊人继承了埃及人遗留下来的东西。大约至公元前400年，希波克拉底奠定了现代医学的基础。希波克拉底最先赞同以下这种观点，即每种疾病都有一种合理的致病原因，因此都有一种合理的治疗方法。这就走出了巫医和魔法的怪圈（至少暂时地）。希波克拉底借鉴了中国和印度的经验，建立了四体液的概念——血液、黏液、黄胆汁和黑胆汁。尽管他

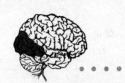

对这个概念的理解有失偏颇。疾病导致了这些体液的失衡,从而引起了疾病的症状。这与由于失衡导致疾病的看法有所不同。希波克拉底认为,导致疾病的原因是不良的饮食结构、缺乏锻炼、空气污染,或者是上次战斗中在你肩胛骨上留下伤口的那把小刀。

在这个时候,西方国家的医学已是一门充分发展的科学。希波克拉底关于饮食、锻炼和新鲜空气的观点是相当正确的。他时常建议病人食用健康食品和休闲放松。他的学说激发了罗马帝国来建立起错综复杂的沟渠体系,该体系可为几乎每一座罗马城市提供淡水、澡堂和污水处理。那个时候,成千上万的人住在城市里,如果没有这样一个系统的话,疾病就可能变得无法控制,虽然希波克拉底的四体液学说彻底错了。同时他还热衷于对血液的"失衡"采用放血疗法。正如我们接下来会看到的,中世纪的欧洲决定保留希波克拉底的体液学说和放血疗法,但抛弃了他学说中关于洁净空气和饮食的部分。

盖伦是一个出生在土耳其的希腊人,他在埃及接受训练,并在公元150年左右作为角斗士的外科医生在地中海沿岸工作。盖伦到处行医,通过帮助受伤和被杀的角斗士,他对人体的了解超过了任何人。无数的头部损伤显示,大脑才是思考的中心,而不是心脏;无数的脊柱损伤显示,有一个神经系统控制着运动;无数的静脉喷射显示,血液是在身体中流动。这些认识在我们了解身体如何运作方面是重大进展。盖伦根据希波克拉底的体液学说,引入了治疗疾病的对立法则。发热在当时被认为是太多热的黄胆汁的结果。于是,盖伦开出冷饮冷食的处方。盖伦也是第一个绘出解剖图谱的人。尸体解剖在罗马是禁忌,正如在古代埃及、中国、印度和希腊一样。因此,盖伦研究猪,他假定(其实是错误的)猪和人有相同的内脏,并绘出了第一份人体构造图。

外科手术仍然是一门惊险又有缺陷的艺术。当时医生不知道仪器消毒和保持伤口清洁的重要性,病人常常发生感染。截肢手术用烙铁来封闭创口,这种致命而又痛苦的过程被称为烧烙术。剖宫产仅在母亲死去或将要死去时才进行。据此我们可以确定,凯撒并不是像传说和《牛津英语词典》记录的那样由剖宫产出生。他母亲活着并且在凯撒统治时期一直健在,而在18世纪以前,没有一个妇女能在剖宫产手术后幸存。

盖伦的学说将会在接下来的1500年主宰医学,其要义是:呼吸将普遍存在的"世界精神"中的气带入人体。气通过气管进入身体,然后通过肺静脉进入心脏与血液融合。当时人们还不知道血液循环,但血液确实像瓶子中的水一样随着运动而晃动。气,我们今天称之为氧气,在身体中运行以产生活力。当气注入大脑时,大脑就开始控制运动。事实上,所有这一切都不是那么离谱。总的来说,是相当不错的医学。当然,认为子宫是女性患癔病的原因,而将子宫移除(一种外科手术)能使女性解脱癔病,这种想法也是很奇怪的。

在公元5世纪末,罗马遭受洗劫,理性思想由西方传至阿拉伯世界。波斯和阿拉伯没有多少糟糕的医学。波斯的伟大医生拉齐(约公元900年)和阿维森纳(约公元1000年)依据希腊传统,应用科学方法将疾病和治疗分类。拉齐将麻疹和天花区别开来。阿维森纳或叫伊本·西拿是第一个意识到污染会感染伤口的人。伊斯兰教的圣书《古兰经》教导富人有责任治疗病人和穷人。在12世纪,巴格达有60家医院,而且全部是免费的,相比之下,当时的伦敦和巴黎均只有一家医院,并且两家都是穷人住不起的。与欧洲的医院不同,从近东到西班牙的穆斯林医院都会定期受到检查,并为不同的疾病提供独立的病房。与此同时,包括印度草医学与遍及东亚和东南亚的草药和针灸的亚洲医学还是没变。

回到西方,盖伦和希波克拉底的医学历经几世纪后发生了一些变化,欧洲也开始出现糟糕的医学。这是我们第一次可以真正地使用"糟糕的医学"这一话语。让我们原谅古人吧,他们只是试图想出解决问题的办法。然而在所谓的黑暗年代,欧洲人故意放弃了更好的治疗方法。由希腊人和罗马人建立的公共卫生和保健的概念被摒弃了,因此疾病都有其合理原因的概念也被摒弃了。现在我们知道了糟糕的医学之根源,而人类今日——根

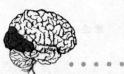

据他们的意愿放弃了疫苗、加氯水和常规医药,而更喜欢古代的疗法——正进入了一个个人的黑暗年代。这就是一切的开始。

四体液

从古希腊到 20 世纪之前,四"体液"的概念一直主宰着西方人的思想。中国和印度的医学也是建立在与四体液类似的概念基础之上。我们不能动摇它。今天大部分糟糕的可替代的医学,从印度草医学和芳香疗法到接触疗法,都是直接倒退到了体液时代。

四体液学说尽管是错误的,然而在彻底性上仍有闪光之处,并且渗透到生活的所有方面。这四种体液是血液、黏液、黄胆汁和黑胆汁,它们分别对应空气、水、火和土这四种基本元素。血液是热而湿的,相当于空气;黏液是冷而湿的,相当于水;黄胆汁是热而干的,相当于火;黑胆汁是冷而干的,相当于土。这些元素合起来组成了体液。举例来说,脓液曾被认为是黏液和黄胆汁的复合物;尿液和粪便主要由黄胆汁和黑胆汁分别形成。体液也与情绪和四季相对应。血液与春天(热而湿)相联系,情绪上表现为热情和乐观。黏液与冬天(冷而湿)相联系,情绪上表现为冷淡、冷漠、无力或非常怯懦。黄胆汁与夏天(热而干)相联系,情绪上表现为易怒和粗暴。黑胆汁与秋天(冷而干)相联系,情绪上表现为忧郁。

在中世纪,食物也用这种方式被标以各种特征。牛肉是热而干的,黑胡椒是非常热而干的,鸡肉、牛奶和干酪是热而湿的,根茎类蔬菜是冷而干的,绿叶蔬菜和鱼是冷而湿的。蘑菇与黑胡椒完全相反,是非常冷而湿的。干燥和寒冷有不同程度之分。排除牛肉和奶制品行业的大力游说因素,这就是中世纪四种食物类型的大致分法。

人类,依据他们的年龄和性别,是有点热而湿的。年长的人往往会略微冷和干一些。南方人比北方人容易激动。疾病被认为是四种体液不平衡的结果,而医学的作用就是使这些体液恢复平衡,从而来治疗疾病。其中一种方法是食疗。医生会对被诊断为冷而湿的病人开出热而干的食物药方。这就意味着没有水果和绿叶蔬菜,食物实际上也能治疗病人。同样,一个热而湿的人——无论那可能意味着什么——得到冷而干的根茎类蔬菜的治疗。

另外一个重建平衡的方法是那些臭名昭著的净化疗法。放血可以排除体内热而湿的体液。医生一定是假定大多数病人是非常热而湿的,因为在欧洲,2000 年来放血是治疗大多数疾病的最普遍方法。放血最多也就是能用来退烧。但是这个方法,如你所想,没有什么治疗效果(抽出少量血液对于治疗红细胞增多症是有用的,这是一种红细胞过多的疾病,虽然医生直到 20 世纪才知道这种疾病)。血液毕竟是非常重要的。当血浓度很低的时候,机体很容易患病,因为血液越少意味着能抵抗疾病的白细胞越少。即便是炎症(看起来像是血液过多造成的肿胀),也会因失血而恶化。然而,当时大多数富有的欧洲人每隔两个月就放一次血,作为预防疾病的一种形式。放血对他们来说是重要的,因为他们认为肝脏利用食物造血,因此机体必须去掉由于摄入过多食物而产生的过多血液。医生会放掉数品脱的血液,经常是直到病人晕厥时才停止。带着剃刀的理发师在放血过程中起着关键作用——倘若要切开手臂,一个人需要接受多少医学训练呢?就像今天一样,理发店的外面以红白相间的条纹作为标识,代表着白色绷带绕在流血的红色手臂外面。

放血是西方国家人们的一种生活方式。随着放血技术的突破性进展,水蛭疗法开始出现。水蛭可以控制出血,有学识的医生可以为身体的特定部位,在特定的时间,开出特定数量的水蛭。在 19 世纪初的法国,医院甚至在医生看病之前常规性地用水蛭为病人吸血。布鲁塞医生首创了这种疗法,他认为所有的疾病都是由血液过量造成的。受其影响,到 19 世纪 30 年代,巴黎市每年要用掉 600 万条水蛭,导致了法国水蛭的商业性灭绝。水蛭疗法当然比传统放血法少一些痛苦,但同样无用且有害。

放血或静脉切开术,正如眼光敏锐的中世纪学者倾向于认为的那样,是诸多净化疗法中的一种。记住,这一想法是为了重建平衡,而重建平衡的一种好办法是去掉过多的使你感到抑郁的体液。第一步就要确定这种过多

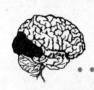

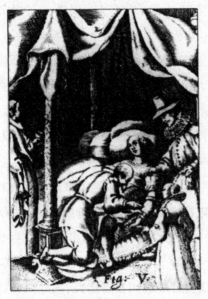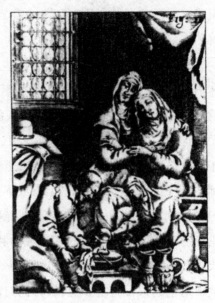

医生可以从手臂、腿、手、脚、舌头或臀部放血。这种疗法持续了 2000 年左右。插图由达马托所作,承蒙美国国家医学图书馆提供。

的体液是血液、黏液、黄胆汁还是黑胆汁。诊断部分基于病人的情绪、皮肤或舌头的颜色、尿液的气味或味道、食谱记录,以及季节和占星事件。今天的替代疗法也经常使用这些技术。净化疗法宣扬放血、呕吐、发汗、发疱、吐痰和通便,这些通常是由于排出了某些类型的毒素而达到治疗效果。被称为"催吐草"的有毒的半边莲有明显的效果。动物粪便制成的外敷药膏可引起发汗,刺激咳嗽。被称为"吐酒石"的一种有毒的白色粉末,是很好的祛痰剂,同时也有催吐的功能。汞化合物被用作通便剂和栓剂。许多植物可以使皮肤产生水疱。请相信,这是纯天然药物。

在欧洲和美国,净化疗法一直持续到 19 世纪末。美国《独立宣言》署名人之一拉什是放血疗法的先驱之一,他也致力于通过使手淫变得痛苦的方法来阻止美军士兵手淫(参见本书《被谎言蒙蔽:眼睛的过错》)。拉什在与费城著名记者的官司中胜诉,这名记者起诉他是一个庸医,因为他过度放血导致很多病人死亡。显然,法庭也赞同净化疗法。据传华盛顿也是死于放血。他实际上是死于急性细菌性会厌炎,这是会厌的一种炎症(会厌可以防止食物在吞咽时进入①)。在 12 小时内放掉 80 盎司的血液来缓解炎症,很可能是无济于事的。(华盛顿的一个医生建议用气管切开术缓解呼吸困难,但华盛顿因为热衷于放血而拒绝了这种治疗,因为气管切开术是一项非常新的根治性手术。)

工业时代只是为人体内体液的引出带来了可怕的新方法。工业用酸成为可选择的起疱剂。汞因其在室温下呈独特的、看起来有些神奇的液体形式而成为常见的药品添加剂。汞比水重 13 倍,因此它既可以用来清洗消化系统,又能如当时的理论所宣称的,可以打开体内堵塞的通道,使体液更好地流动和混合。电,这一新鲜事物,被试用于身体的各个部位——是的,各个部位——以使体液流动,并且产生一两个水疱。牧师韦斯利(他的生命几乎跨越了整个 18 世纪)是电疗法的先驱之一。值得赞扬的是,韦斯利希望开创一种新的治疗方法,可以免去对痛苦的净化疗法和复杂的有毒化合物的需求。用轻微的电击来疏通"体液通道"可能比其他净化疗法少一些痛苦,但很遗憾,还是没有用。

放血和其他净化疗法没有明确的好处,只会产生不利的影响,却可以持续这么长时间,这是人类的谜团之一。简单的反复试验就可以证明净化疗法是有害的。在 19 世纪兴起的顺势疗法也很奇怪。顺势疗法实质上是糖水或盐水的处方,尽管最初的行医者并不知道这一点。顺势疗法不用药物,但是这种治疗方法是无害的。如果不考虑疾病,服用糖水比放血和发疱的伤害要少。

如今,四体液学说在印度草医学、芳香疗法和其他无意义、无效果的替代疗法中仍然可见。印度草医学是建立在饮食和草药——与个性、星相排列和火、水与空气等基本元素相应——基础之上的。芳香疗法综合了情绪、失衡、生肖和星相排列等概念,选择合适的精油混合体来进行烧灼治疗。磁

---

① 原文如此,应为"食道"。——译者

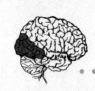

疗和水晶疗法则引入了"冷而干"的基本概念,来治疗体内过多的"热而湿"的体液。触摸疗法利用人手中所谓的阳性能量,来打通体内所谓的能量通道,从而引起体液流动并重建平衡。这些疗法综合起来被认为是一种整体性治疗方法,就像所有古代疗法一样,因为古人们认为疾病不是由单纯的细菌或病毒引起的,而是机体作为一个整体的一种失衡。

所以,如果放血疗法看起来非常过时,那么你总可以尝试现代整体医学的治疗方式,这是在许多医疗保险公司的保险范围之内的。整体医学的治疗方式往往比传统的治疗方法便宜,而且从长远看来,这对医疗保险公司来说更有效益,因为真正的病人会死得更快。虽然这令人不快,但却是事实。

中世纪迷信

在替代医学中,"百年验方"的说法实际上意味着"深受迷信影响"。中世纪的医学是迷信和科学的怪异混合物,它在罗马帝国衰落之时被口口相传下来。古典书籍大部分保存在阿拉伯国家和经过选择的基督教修道院。大部分欧洲人很少知道希波克拉底、盖伦、普林尼和其他科学医学思想创始人的著作,更不用说去看了。疾病都有其合理的致病原因和合理的治疗方法的概念已不复存在。疾病又一次被认为是由上帝的愤怒、人类的原罪或恶魔的咒语导致的。

正如埃及人早在希波克拉底之前崇拜上帝般的传奇医治者伊姆赫特普和阿斯克勒庇俄斯一样,欧洲人求助于基督教圣人来治病。圣人有很多。美丽的圣露西挖出双眼给贪婪的男性过路人,使自己失去了美丽,成为眼病的守护神。圣布莱斯救了一个被鱼刺卡住喉咙的小孩,成为喉咙病和咳嗽病的守护神。如此等等。很多时候,唯一的治疗方法是祈祷,这比净化疗法的效果要好。

现今大力宣传草药治疗有治疗功效,可替代传统医学。事实上,某些起作用的草药也只是"本来就是这样",例如,用黑升麻根治疗绝经期潮热。某些草药需要提炼:柳树皮上的一种化学物质是阿司匹林的活性成分;萝芙木属草药中的一种化学物质经过分离和高度浓缩后,有镇静剂的功效。然而,许多草药根本没有药性。这些草药只因过去有过一次明显的功效,便与毒芹和汞一起被世代沿用下来。没有人挑战使用草药的牧师或医生的权威。大蒜不能防治瘟疫。不管现代草药治疗书上说什么,小剂量有毒的菖蒲不能治疗耳聋或癫痫,小剂量有毒的紫草不能治疗溃疡。肉豆蔻,即使是整个种子的有毒剂量,也不能当作镇静剂或壮阳药。传说中的无用草药有很多,这些草药疗效并不像现代书本所宣称的那样久经考验。相反,它们是与一些民族英雄或圣徒联系在一起,在特定季节,在特定恒星或行星排成一线时,针对不同星座的病人(他们的四种体液类型决定了他们的性格不同)开出的不同药方。

研究古人的治疗方法,相当于研究这些治疗方法和疾病概念背后的错误逻辑。大部分人认为黑死病是由女巫、犹太人或一些有罪的人引起的。同样,肮脏也被认为是引起先天缺陷和其他许多疾病的原因。怀孕的女性要

表 1:四体液

古代和中世纪的四种体液		21世纪的四种滑稽	
黏液——	血液——	挖苦	讽刺
冬季,冷漠	春季,乐观		
黄胆汁——	黑胆汁——	喊叫治疗	芳香疗法
夏季,急躁	秋季,忧郁		印度草医学

是看过被屠杀的动物就会生下一个兔唇婴儿。原因和结果:我看过,看看发生了什么。从斯堪的纳维亚半岛到德国南部都颁布了法律,禁止屠夫在店面悬挂兔子和其他动物。这就是替代医学的科学基础。

理性时代

但是,在我们太狂妄之前必须记住,我们的知识仍极为有限。18世纪的理性和启蒙运动时代,从很多方面来说又一次倒退到了黑暗时代,这是思

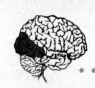

维狭窄的结果。这一时代的成果包括:种族概念的出现,认为欧洲人是最聪明的;优生学,认为强行节育可以预防酗酒、犯罪行为和大众愚蠢;颅相学,研究的是头部外形可以决定智商和人格;反性行为和反手淫改革运动,通过控制欲望和保存精力与体液来促进健康;江湖骗子和真正的庸医出售用所谓现代化学技术生产的包治百病的补药。

最有效的药片诞生在这个时代,西方人到现在仍然认为,重任在身的科学能够并且也将战胜一切。因此,当锻炼和饮食本来可以预防高胆固醇的时候,我们却制造出诸如他汀类的药物来控制高胆固醇水平;当生活方式因素而非遗传因素对肥胖、心脏病或其他什么疾病起主要决定作用时,我们却在研究导致这些疾病的基因;当机体本身也可以抗感染的时候,我们却用大量的抗生素来清除或治疗轻微的炎症。所有这些治疗方法,不论多么有效,都会产生副作用。竭尽全力追求完美的科学,使许多工业化国家的国民匆忙求助于替代疗法,这把他们送到了糟糕的医学的怀抱。

现在,我们正处于 21 世纪初。我们已经走过了漫长的一段路,我们还有更长的路要走。放血疗法已成为过去;但是化疗作为治疗癌症的一种普遍方法,在杀灭癌细胞的同时,也在损伤整个机体。必死无疑的手术已成为过去,但每年在医院仍有成千上万的人死于炎症和医疗差错。营养不良和维生素缺乏在工业化国家已成为过去,但肥胖正严重威胁着我们的健康,贫穷国家仍存在营养不良。人类基因组显示我们都是一个物种,但种族主义仍然存在,并且明显影响着健康。技术可以保持饮用水安全、食物充足,并使病毒受到控制,但是我们却选择放弃这些技术,并破坏 20 世纪伟大的公共卫生成果——就像中世纪欧洲放弃了古代学说。今天,我们会继续前进还是收回我们的脚步?我们的命运,可能就取决于我们辨别糟糕的医学的能力。

第一部分

我赞美身体
的兼收并蓄

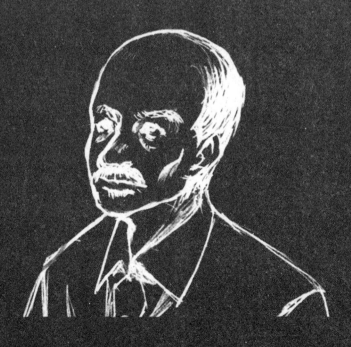

我们一直在忍耐你的这种心不在焉，考虑到这一点，我们认为你就是来了也毫无意义。

　　　　　　　　——兰姆（1775—1834 年）

　　我们对人体的认识有许多来源——奇闻轶事、民间传说，还有老妇们津津乐道的故事，有的很古老，有的又很前卫。我们对微观事物有更好的理解，比如病毒如何入侵机体的防御系统。我们顺从地通过服用药物和维生素来打一场只能想象却看不见的战争。但当涉及更宏观的层面，比如舌头品出的味道，或是种族问题与大脑容量问题时，我们却缺乏明确的认识。我们只见树木不见森林，或者说只见细胞不见人体。

10%的误解,90%的误导:
工作中的大脑

人们常说大脑的利用率只有 10%。大脑真的是一个巨大的、难以想象的未开发资源吗?完全正确!我在街角听到过的无数乏味的手机通话就能证明这一点。我记得一位年轻女士在与朋友谈话的时候,一只"棕色雏鸽"在她脚边跳来跳去,令她大喜过望。但实际上那只是一只麻雀。

显然,她使用了近 100%的大脑智慧来描述这只"雏鸽"。视神经将一只棕色小鸟的图像经由类似大脑中继站的丘脑,传至脑后部的视皮质。她耳朵内的耳蜗神经将朋友空洞谈话声音的电刺激通过脑干、下丘脑传到听觉皮质,在感觉性语言中枢韦尼克区被最终翻译成语言。记忆在大脑内广泛分布,从海马回、杏仁核到脑皮质,所以我们并不清楚这位年轻女士从哪里得出城市里的那只棕色小鸟是雏鸽而非麻雀的错误信息。但最肯定的是,她的运动功能是从小脑和脑皮质经脑干传递到肌肉,使其能握住手机、转头,无意间发现帅哥,并或多或少地维持站立姿势和呼吸运动。下丘脑调节着她的体温。一切的一切,对于她的大脑来说,这是一个繁忙的时刻。

也许我们那位精力旺盛的鸟类学家在打电话时的大脑利用率没有达到 100%。毕竟,没有哪项运动要求 100%地利用人类的肌肉系统。但刚才那位女士所利用的远不止 10%。更重要的是,早上一觉醒来的时候,她可能已经利用了全部大脑去梦见雏鸽和帅哥。她大脑的每一个区域和许多神经元都参与了这个过程。

你如何使用大脑是你自己的事。你可以阅读《战争与和平》或欣赏电视里的约会节目。然而,许多人认为后者是对大脑潜能的一种浪费,没人会这样理解:90%的大脑处于休眠状态,会像未开采的石油一样,一旦喷薄而出,带来的是意想不到的精彩。

10%的大脑利用率这一谬论可追溯到至少 100 年以前，如果考虑到一些超自然冥想的教义和种种思想力最大化的观念，可能还要更早。没有人指责爱因斯坦的头脑懒惰，当他挖苦并可能略带讽刺地告诉记者说他以10%多一点的脑利用率创造了他的辉煌成就时，这个谬论就被保留了下来。但这件轶事却无法证实。贝叶斯滕是加拿大英属哥伦比亚省西蒙·弗雷泽大学的一名神经病学家，他在《心灵谬论：关于心脑的流行观点探秘》一书中，用"我们仅使用了 10%的大脑这一谬论由何而来"一个章节，试图找出这个谬论的起源。贝叶斯滕从 20 世纪 30 年代对大脑的研究"寂静的皮质"中找到参考，还找到了 19 世纪以来这一错误概念的一些起源。

19 世纪，人们对物理和生物世界的认识有了显著提高。19 世纪二三十年代，法国生理学家弗罗伦斯对兔子和鸽子大脑进行了开创性工作，并绘制了大脑负责基本运动、记忆、情绪的区域。大体来讲，他是通过取走动物的部分大脑，来记录动物从此丧失了哪些功能。几十年以后，一位法国医生布洛卡通过对丧失构词能力(但仍能理解语言)的卒中①死者进行解剖，分离出了人脑中负责控制语言的区域。在 19 世纪 70 年代，两名德国生理学家弗里茨和希齐格改进了弗罗伦斯的工作，用电流刺激狗大脑的某一区域，来观察哪些肌肉受到支配而产生运动。

20 世纪 30 年代，人们进行了更精确的电击实验。研究人员发现，在所有的脑实验志愿者中，无论是动物还是人类，大脑中都有某些区域对刺激无反应。这些区域被标记为"静息皮层"，人脑中有很多这样的区域。这一名称并不代表这些区域没有任何活性，只不过是电刺激没有引发它们产生明显的反应，比如抽搐。进一步的研究显示，这些"静息皮层"负责我们人类的特有特征：语言和抽象思维。

我们怎么知道我们所利用的大脑不止 10%呢？正如贝叶斯滕精炼的表述："现代神经科学的全套设备决定性地否定了这个观念。"计算机体层扫

①即常说的中风。——译者

描(CT)、正电子发射体层显像(PET)、磁共振成像(MRI),加上一连串其他检测显示,即使在睡眠期间,大脑中也不存在无活性的区域。神经学家经常将这些仪器连在病人身上,让他们做数学题目、听音乐、绘画,或做任何他们愿意做的事。大脑某一区域的激发是由所执行的任务决定的。仪器扫描能捕捉到所有大脑活动,人们以此绘制了整个脑图。

进一步揭露谬误的是如下事实:大脑,像身体的任何其他部位一样,必须依靠使用来保持健康。如果你的腿被石膏固定一个月,它会萎缩。90%的脑不活动将导致90%的脑迅速退化。不使用的神经元(脑细胞)将皱缩死亡。显然这种情况并不会发生在健康个体上。阿尔茨海默病患者有10%—20%的神经元弥散性丢失。这对记忆和意识都具有破坏性影响。如果有90%的大脑不活动(任意90%),这个人将昏迷。

即便从进化的立场看,10%脑利用率的谬误也是愚蠢的。大脑是一个饥渴的器官,每日每夜都在获取能量(以氧和葡萄糖的形式)。这个器官重量仅占人体的5%,却消耗了20%的氧和葡萄糖。如果它只有10%是重要的,进化不会使一个大而无用的高耗能器官得以保存。达尔文悄声地说:用常识想一想。我们从没听医生说过:"幸好子弹伤及的是对他无用的那90%的大脑。他的寿命还很长,明早再叫我处理吧。"

的确,一些异乎寻常的脑故事真实存在着:有的人被铅管刺穿头部仍能活动,并突然对真假嗓音反复变换的唱腔产生了兴趣;或有的人为了控制癫痫而切去半边脑。在这些情况下,脑不会真正恢复全部功能,但可以学着代偿,特别是年轻的病人。大脑可以对功能路线或称神经通路重新布局,以维持其主要功能。部分大脑受损或切除的孩童如果经过合理治疗,是可以长大并生育,过正常人的生活。相比较而言,大脑受损的成年人要重获全部功能则困难得多。这是因为他们大脑的路径已经铺好了,与处在成长、学习中的孩子不同,取消旧路再建新路比绕过受损区域去铺一条新路困难得多。

瑜伽大师以及自颈部以下瘫痪的人知道如何更好地控制他们的自主神经系统,这部分神经系统控制着我们不必思考就能自主做的事,比如呼吸、血流调节等。举个例子,当你走在一条黑暗的街上,一个劫匪突然持刀出现在你面前,你的心会砰砰地急速跳动。心率加速是交感神经系统兴奋的结果,产生抵御或逃走反应。相反地,副交感神经系统会降低心率及代谢速率,使身体在静息期间保存能量。当你用大脑控制你的自主神经系统时,你所使用的并不是一个新的大脑区域,你只是更加留意了一直都在使用的那部分大脑。与静息脉率70次左右的大部分人相比,瑜伽大师以能将脉率降至30余次著称。瘫痪的病人能学会如何调节肠道,男性更能通过大脑对自主神经的调控而使阴茎勃起。但这些事例中没有一个与那个心理学或其他欺骗故事中谈到的有90%的大脑未开发有关。

10%这个数据是在20世纪出现的。起初,这种说法并无特异性,就像"科学家说我们所使用的只是大脑潜能的一小部分"。1944年,提供自我提升课程的皮尔曼学院的广告,出现在了战时企鹅出版社所出版的吉本思的小说《令人难以宽慰的农庄》的封面内页上,这也许是最先定下这个数据者之一:

> 什么使你停滞不前?就一个事实——一个科学事实,仅此而已。
> 因为,正如科学所说,你所使用的只是你真正脑力的1/10!

心理学及超感知觉(ESP)的信徒们就是从这里找到了论据。那些能像卢克天行者一样熟练利用这种力量的人,他们的真言就是你"另外90%"的大脑有能力去感受和移动,这是凡俗的10%所不能的。"对不起,我不能在受限的实验室条件下使这个勺子弯曲",盖勒是一名魔术师,他声称能用大脑意识移动物体而不需触碰它们,还能猜悟其他人的想法。他相当成功。凭借其聪明的大脑,盖勒不可思议地使蠢人们信服地拿出钱包,支付大笔金钱去购买他的书,观看他的表演。他是一个老练的测心术者,知道什么能使他的观众信以为真。他在1996年出版的《思想的力量》一书引言中写道:

> 我们大部分人仅用了其大脑能力的10%。如果是这样……我

相信我们曾经能完全支配我们的思想。为了生存,我们必须这样,但随着世界变得越来越复杂,我们已经忘记了许多我们曾经拥有的能力。

对我而言,书籍的更新、量子力学、超导性、半导体、激光手术、能探测黑洞视界的 X 射线天文望远镜……所有这些事物正使我们变得愚笨! 我打猎,我得到食物。这才是我们需要的那种刺激。我要用使勺子弯曲的意念能力建帐篷、生火。为什么盖勒要通过他的意念使勺子弯曲,而不是利用可乐机的手柄去得到一瓶免费的饮料? 这个问题问倒我了。我一定是属于那部分只用了 10%脑力的人,所以无法理解盖勒的做法。

如果一个人只有 10%的大脑是充满知识的,他是说不出“我们的大脑只有 10%是充满知识”这样的话。大脑储存知识的能力是无限的。这就好像说我们的耳朵只利用了 10%,因为我们从未听过世界上另 90%的语言;或我们只利用了 10%的味蕾,因为我们从未吃过其他人吃的 90%的食物。

打个比喻,只利用了大脑的 10%的说法是我们人类根深蒂固的自卑感的反映:我们说古代文明单靠人类自己是不可能实现的,一定有外星人指导他们,或者他们移动巨石时一定是靠意念完成的。如果爱因斯坦能算出物体是以这样一种方式扭曲空间而产生了重力,我们说,他一定曾用过我们未用过的那部分大脑。但是,我们不能忽视盖勒和欺诈心理学的核心信息——人类通常没能发挥他们的全部潜能。作为一个物种,我们是能够依靠对知识的无限追求而并非靠开发神秘的未用的那部分大脑去克服那些固执、欺骗、怨恨的无知。

也许就在明天吧,电视上会再播一次《憔悴潘郎》①。

---

① *Married With Children*,系美国一部家庭电视喜剧片,该片自 1987 年开拍,到 1997
年停机,历时 10 年,共 259 集,是美国有史以来拍摄时间跨度最大的情景喜剧。
——译者

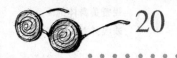

大脑袋，小智慧：
脑的大小与智力

在冯内古特的小说《加拉帕戈斯群岛》中，一群大脑袋的人用核武器摧毁了地球，仅有的幸存者是一艘撞上因达尔文而闻名的加拉帕戈斯群岛的游轮上的乘客。适者生存的一幕在岛上上演——会捕鱼者能更好地吃、住、结婚并繁衍后代。能够制造摧毁世界的武器的聪明人并不具有在岛上生存的优势，因为他们会做的只是争吵。他们不久就死亡了。愚笨的人经过上百万年进化成擅长捕鱼的更愚笨的像企鹅一样的生物。冯内古特显然并不敬重那些大脑袋的人。当然，称其为"大脑袋"，他是指所谓的聪明人——这是这位伟大作家创造的自由，他深知人脑的大小与智力无关。

如果你认为智力是能够测量的(但我们做不到)，那你就错了；如果你认为通过测量头部外径能反映脑的大小（这个我们也做不到），那你又错了；如果你认为头大的人更聪明一些，你仍然是错的。有的天才就是小脑袋，而有些愚蠢的人却脑袋很大。平均来讲，女性的头比男性的小。个子小的人，特别是侏儒，头也通常比较小。除非你准备强辩女性和矮子更笨，否则你应明智地放弃"大脑袋 = 大智慧"的观点。

如果大脑是一块肌肉，那么你假设脑袋越大思维能力越强也许是对的。但大脑远比肌肉复杂得多。大脑是一个富含液体的像海绵一样的组织，含有上百亿个控制着我们每一个思想和行动的神经末梢。大脑袋等于大智慧的说法可以追溯到数百年前，但是，人们最初是在古代开始发现脑是控制思想的器官。这一概念的提出不是一帆风顺的。想象一下，如果在没有任何医疗仪器的情况下，你怎么能说脑(当你宰杀动物时所看到的)是主宰人类思想的呢？亚里士多德是一位以智慧著称的人，他认为脑是一个用来冷却血液的散热器。在他看来，思维的中心是心脏，这大约是在公元前350年。公元150年左右，罗马角斗士中有声望的医生盖伦,发现在荒唐的血淋淋的决斗游戏中所受的头部暴力伤害可导致神经错乱。他认为大脑可能是思想之港，但这个想法受到了嘲笑。

5世纪末,一群异族人洗劫了罗马,他们的头颅大小各异。一段时间内，对大脑和思想的研究转入地下。17世纪,哲学家笛卡儿重新谈及大脑。以"我思故我在"闻名的笛卡儿认为:精神活动发生于灵魂,并传递给作为思想收发器的大脑。他坚持大脑只是一个中继站,并不是发生精神活动的地方。数百年之后,颅相学风行一时。颅相学是一门根据头颅形状推断智力和个性的学问。来自欧洲的颅相学家是第一批支持聪明人头大这一说法的人,而其他种族的人愚笨恐怕是因为他们的头比较小。

请注意,没有哪个种族的人脑袋会比另外一个种族小。哈佛地质学家、著名进化论者古尔德在其《对人的错误测量》一书中回顾了过去几个世纪的数据,显示不同种族之间头的大小基本相同。测量中的偏差通常是无知或者欺骗(在糟糕的医学中这是两个难以区分的常客)的结果。19世纪有一项实验——往一个英国人和一个非洲人的颅骨里装满沙子,那些维多利亚

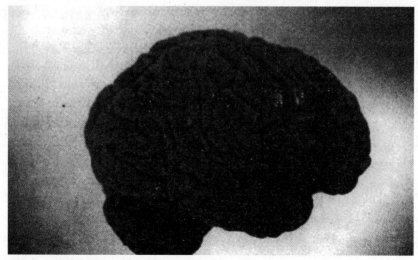

大小并不重要,你如何使用大脑才是关键。
承蒙美国国家神经疾病与卒中研究所提供。

时代的科学家们将英国人的颅骨内塞满沙子,而往非洲人颅骨内填的沙子则很稀松,结果显然是英国人的颅骨更能装沙子,所以脑容量更大。无论如何,这项实验说明了一个问题,或两个——究竟谁的大脑更笨。

今天,那些寻求选择交配产生优质后代的白人至上主义者及优生学家,采用可怜的古尔德关于大脑尺寸的图表来证明种族间真的有区别。(再次重申,就算有区别,这也与智力无关,何况根本没有什么区别。)古尔德书中的图表显示:北亚人大脑最大,紧随其次的是欧洲人。美洲本土人及南亚人大脑较小。古代欧洲人大脑更小,而现代非洲人大脑最小。这里存在抽样的问题。尺寸的差别并不大:现代欧洲人是 87 立方英寸,现代非洲人是 83 立方英寸——虽然优生学家争辩这就是数百万珍贵的脑神经元的差别。也许这是真的,但其他大脑尺寸的抽样调查显示非洲人大脑大过欧洲人。结论完全依靠你所抽样的人群,而早期猎头者搜集的头颅是最能支持白种人优势论的。那时颅相学正值全盛。美国人和欧洲人以这些伪科学为借口进行奴隶贸易,屠杀美洲和澳洲的土著人。

但是头大又如何呢?相比男性,女性的头更小,她们更蠢么?先放轻松,接着往下看。大脑的平均大小约 3 磅或 1400 克。法国作家法朗士的大脑仅有 2.24 磅,远在平均值以下。拜伦勋爵的大脑接近这个数值的 2 倍,达 4 磅多。这两位天才大致生活在同一时代,但脑的大小差别却如此之大。爱因斯坦的大脑为平均水平,与你我的大脑大小近似。你更不能将人的大脑与其他动物相比。海豚的大脑大小与人类相似。大象的大脑则大出 5 倍。鲸的大脑甚至更大。如果按照大脑质量与体重的比例作一项排名,则老鼠是冠军。或许吧,老鼠更聪明一些。但你能在黑暗中驾驶纽约的地铁,老鼠却不能。

这都归结到一点:究竟人类大脑有何无可匹敌之处。鲸和大象巨大的脑不是用于思考而是用来行动。相当于人脑 10 倍大的鲸脑,大部分用于运动其巨大的鳍以及获知其庞大身体的感觉。

人类大脑的独一无二在于它有高度发达的部分,这部分叫做大脑皮质,位于大脑前叶。大脑皮质对思维和语言至关重要。早期猿人的大脑皮质欠发达,所以未能获得我们所谓的意识经验。现代猿和海豚也是类似的情况。猿的大脑可能变得更大,但除非其大脑皮质以某一特定的方式发育,否则猿永远不可能获得思维。大脑皮质仅是大脑的一部分。狗的大脑有一个更大的部分支配嗅觉,所以狗比人能更好地察觉并记住气味,而不论其大脑的大小如何。狗和人各行其道。

科学家还远未弄清思维是由什么组成的,而思维是负责决定、情感、认知、想象、自我意识的一系列技能的整合。意识经验并非起自一个神经元,亦非局限于大脑皮质。思维像是一个神经网络,一个个脑神经细胞组成接线区,每个细胞与临近的 50 000 个细胞相联。聪明的人——有创造性的、科学的或有身体技能的人——能够通过网络更好地应用大脑。大小并不重要,但神经冲动在大脑内的传递却很重要。吸毒者和酗酒者通过破坏神经网络阻碍了他们思考的能力。联结被破坏,技能或记忆能力也就丧失了。同样,神经系统疾病如阿尔茨海默病也存在着大脑网络的破坏。

孩童时代是大脑网络形成的重要时期,而人的一生都可以生成神经联结。例如,伦敦的出租车司机经过多年开车,他的海马回会逐渐变大,而海马回是大脑负责驾驶和辨别方向的部分。这项针对 24 名出租车司机所作的研究当然会得到这个广为流传的结论:司机都是大脑袋。该研究肯定了一个理论——某种特定的思维能导致大脑某一部分的进一步发育。其发育将产生更多的神经元、毛细血管、血液,当然,还会产生更大的质量——对于出租车司机而言,在 1400 克(1 400 000 毫克)脑中会增加 1 或 2 毫克的重量。脑其他部分的休止状态将导致其萎缩。总体而言,"努力思考"并不会使脑获得更多的重量。

我们周围的一些人生来其大脑就更适合某些思维。脑就像一块农田,真正的天才——很少,且隔很久才产生一位——是那些拥有某部分比其他人更肥沃的大脑的人。比如爱因斯坦,其顶叶下部较大,这是一块负责数学思维及空间想象运动能力的区域。这一部分增宽 15%,可能是以另一部分的缩小为代价(可能是生长头发的部分)。爱因斯坦的大脑还缺少一条叫回间沟的脑沟(正常情况下回间沟贯穿这部分大脑)。这种缺乏可能使两侧的神经元更容易沟通。

基本的结论是,爱因斯坦的大脑并非更大,而只是有些不同的地方。如果优生学家有办法,他们也不可能"孕育"出其他爱因斯坦,因为爱因斯坦的大脑只是平均大小。如果是通过挑选大脑袋,而且只是用大脑袋来定义天才,你将错过爱因斯坦、法朗士,无数脑尺寸在平均水平或偏小的伟大艺术家、音乐家、思想家、戏剧家,以及那些努力工作的平凡的人们。

进化论者并不否认脑尺寸无关紧要这一事实。我们说人类在其脑逐渐变大的过程中进化为现代人类,但这仅说对了一部分。是的,早期猿人的大脑比较小,随着史前人类的进化,它在变大,但更重要的是以此方式进化,思维——这一将人类与其他动物区分开来的特征——逐步产生。随着鲸越来越大,鲸的大脑也越来越大,但鲸并不一定因此变得更聪明。

顺带说明一下,人类的大脑并非越来越大,也并非越来越聪明。我们并不比洞穴人更聪明,聪明的他们学会了生火,想出了用谷物做面包。承认这个事实吧。将某种矿石熔化获得铜、青铜和铁,是需要极大智慧的。如果今天仍有洞穴人存活,被社会化为一个现代人,他将像我们一样聪明或愚笨,这全取决于你看问题的角度。

人类在学习新事物的过程中会变得更聪明,尽管看电视会有让你永远愚蠢的可能。人类将在前辈的基础上构建知识。我们将学会新的物理,并创造出超乎今日领悟范围的技术。我们可能会精通更深层次的太空旅行,并发现宇宙中新的维度和力。尽管我们的大脑仍将保持同样的大小。未来人类将有个巨大的脑袋来安置巨大的大脑,这个观点是十足的幻想。进化并不是简单地以大脑袋代替小脑袋,进化甚至不支持聪明代替愚笨。愚人常会与令人瞩目的成功相伴。为了使人类的头进化得更大,我们就要杀光所有小头的人,仅与大头的人交配。在后代中,只有头最大者才能交配。数万年以后,假设这种荒谬的大头交配仍在继续,人类的头将变得更大。我们并不确定可能获得的结果是什么,能确定的是棒球帽得能拉伸才行。

被谎言蒙蔽：
眼睛的过错

视力丧失的谬论容易被人相信，因为看上去相当符合逻辑。坐得离电视机太近的孩子通常要带眼镜。在昏暗的光线下阅读会使眼睛疲劳，字迹模糊。长时间在电脑前工作的人总有一天会去敲眼科医生的门。然而，在现代社会，每天缺少运动将导致视力下降。这次，你母亲弄错了。

我们常常会混淆原因与结果之间的细微区别。为什么孩子坐得如此靠近电视机，原因或许只有一个。孩子已经近视了，坐在远处看不清，自然而然会坐得近。同样，近视的孩子在看书时脸也会贴得很近。离电视机或书本太近并不是导致近视的原因，它们是视力问题的结果①。

各种各样的活动给我们带来了一些从未知晓的问题。比如阅读障碍，直到人类发明了书面语言才发现它的存在。同样，那些从来不阅读的人永远不会意识到他们需要眼镜来看清小字。"书虫"带眼镜是阅读的需要，阅读并不会损坏他的眼睛。恰恰相反，是阅读的需要使其发觉他需要一个特别的放大装置以便于看清纸上印刷的小字。阅读是眼睛完成的最专注的任务之一。直到数百年以前，大部分人还都是文盲。所以视力差以什么来衡量？差不多40岁之前，大多数人的视力足以进行非阅读类的日常工作，如种田、砍柴。但是假设数百年前有一个"书虫"，他从10岁开始读书，起初并不需要眼镜，但到40岁的时候，他可能需要眼镜了，这是由衰老引起的普遍的视力下降。

假如那个"书虫"待在农田里种萝卜，他可能一辈子都用不到眼镜。也许他的视力下降已经有几年时间了，但永远不会达到连萝卜都看不清的水

---

① 关于视力问题，原作者的某些观点值得商榷。——译者

平。但他会看不清印刷的小字。但是那些小字与一个文盲农民有何相干？几个世纪以前，只有读书的聪明人才戴眼镜，因为只有他们才需要阅读细小的印刷字。在昏暗的烛光闪烁的宿舍里，数年的学习生活导致了视力问题——从逻辑上讲，这个错误概念得以传播是因为学者都戴眼镜，而农民不戴。

时间前进到21世纪。我们并不会因为在电脑前呆的时间过长而导致视力问题。相反，我们的视力问题一直就存在，从躺在宿舍里到在电脑前工作。你读报的时候可能不需要眼镜。阅读的时候报纸离眼睛不到12英寸远，你通常会在柔和的灯光下读报，可能也会靠在舒适的椅子上。但大多数人看电脑时眼睛会距离屏幕大约24英寸远。电脑上字体小，字母又在闪动，显示器放射出的光使字变得难以识别。使用电脑数月之后，以前自认为视力好的人(看报纸不需要戴眼镜)发现他们已经看不清电脑显示屏的字了。第一个假设就是电脑显示器造成了视力问题，而实际上，这些人的眼睛从一开始就不能阅读24英寸以外的小且闪烁的字。很少有人可以。电脑上的字是很难阅读的，这就是为什么电子书吸引力有限的缘故。

在结束了一整天的电脑工作之后，晚上读报时你遇到的任何问题，都是肌肉疲劳的结果，而非视力受损。8小时都盯着电脑对眼睛来说是很辛苦的。休息几天，你会发现你依旧能像以前一样阅读报纸。在昏暗的灯光下阅读也是一样。在黑暗中读书就像骑车上山一样都会造成肌肉疲劳。在地势平坦的路上你能骑得更远，在合适的光线下你能阅读得更久。灯光昏暗时，为使更多光线射入眼睛，眼肌会疲劳。阅读变得更困难了，字迹变得模糊了。休息一下，明天就会好了，与前晚相比视力不会有损伤。

戴眼镜也是同样的道理：眼镜不会使你的眼睛变得脆弱，或依赖上眼镜。如果离开了眼镜你完全不能再阅读了，那意味着你的视力本身在逐步下降。眼镜可以提高视力，但无法"治疗"近视，也不能阻止与衰老相关的视力下降。

为了保护视力我们应该做些什么呢？除了保证不向眼睛刺入或喷洒东

西之外,你能做的最好是检查一下眼睛是否患有白内障、青光眼及其他眼病,这些疾病如能尽早发现是可以治疗的。到了退休年龄之后,大多数人在进行某些活动时会需要眼镜,比如阅读。久而久之,晶状体及调节它的肌肉会退化,没有什么眼部运动能防止这一过程。视力的逐步下降是正常的。然而,糖尿病是不正常的。糖尿病是一种可以导致视力下降的疾病。所以,保持健康,维持正常体重,这可以降低患糖尿病的风险,因而最终保护视力。在美国,目前糖尿病是视力下降的最大威胁。

有证据显示,长时间阅读字体较小的印刷字会引起肌肉疲劳,从而导致永久性的眼损伤,但这些证据大多都是无力的。多数眼科医生认为,在过度阅读导致眼肌损伤之前,你已经太劳累,不适宜再阅读了。所谓的"近距离工作"是另一问题。那些在车间里汗流浃背的工人——缝纫衣服或焊接电脑芯片——经常出现眼病,因为他们无休止地工作,眼肌疲劳到已超过可自我修复的程度。眼睛是由眼肌调节的。一个年轻的棒球投手如果投球太用力、次数太多,尚可导致肩膀脱臼,继而发展为永久性的神经、肌肉损伤。然而,除此以外,也会感到眼睛疼痛,但却不会损伤视力。

你无法通过补充某些物质来保护眼睛。的确,如果饮食中缺乏某些营养,特别是维生素 A,会导致失明。但你需要的维生素 A 剂量相当低。这在发达国家已不再是问题。反过来说,摄入更多的"眼营养素"会让视力更好,似乎只不过是一厢情愿的想法。饮食与好视力之间的联系仍有待进一步研究。由美国国立眼科研究所赞助的迄今为止最大规模的研究,于 2001 年 10 月报告了结果,称患有中度老年性黄斑变性(AMD)的患者,联合服用大剂量的抗氧化剂和锌,能降低其发展为重度或致盲的危险。这对于 AMD 患者来说当然是好消息。AMD 是一种视网膜病变,是老年人失明的首要原因。然而,那些同样的营养物质并不能预防 AMD,无法减缓其在早期的进展,也不能提高视力或预防白内障。传说中有益视力的胡萝卜又如何?胡萝卜中富含 β-胡萝卜素,人体用其合成抗氧化剂维生素 A。但是任何健康的饮食都能为人体提供足够的维生素 A,吃或不吃胡萝卜都一样。换句话说,食用胡萝卜并不会提高视力。

最近热捧的"视力营养素"是叶黄素,它被加入到多种维生素中或单独销售。叶黄素据说能减缓或甚至能防止和逆转与年龄相关的视力下降,还可以避免患白内障。就像你在所有维生素药瓶上读到的声明一样,叶黄素的作用其实尚未得到科学的认证,它最多是一种直觉。叶黄素热没有摆脱子虚乌有,就像本书提到的其他更疯狂的断言一样。叶黄素是一种淡黄色的色素,天然存在于眼和多叶的绿色蔬菜中,比如菠菜和甘蓝。如果人们认为叶黄素会在眼内起保护作用,那么吃多点当然是好事。食品厂就是这么认为的。我们不妨来调查一下。

叶黄素是一种抗氧化剂。叶黄素理论的首要部分是其抗氧化性能阻止体内一种叫自由基的化学物质损伤视网膜细胞。本书的第四部分会有详细介绍。但是,整个抗氧化理论并不坚实可靠。暂时先忘掉这个观点。叶黄素理论的第二部分是它作为一个天然眼罩,可以保护视网膜免受紫外线辐射。紫外线是一种能造成晒伤的光线。叶黄素是覆盖黄斑的三种色素之一,而黄斑是视网膜上敏感性最高的一个区域。AMD 与色素分解有关。所以,多吃点色素(即叶黄素)有助于改善症状,是吧?那可是个价值百万的问题,而答案似乎是"不"。研究显示,仅有约半数的人在补充叶黄素后眼中的叶黄素含量会增加。即使是这样,过多的叶黄素也不见得对视力有帮助。如果叶黄素真那么棒,你该认为医生应把它直接加到视网膜上来治疗 AMD,然而事实上,医生却靠复杂的手术进行治疗。这下你该相信补充叶黄素并不能起太大作用了吧!

越橘是另一种有益于视力的大众食物。传说第二次世界大战时,英国皇家空军飞行员在早餐的吐司面包片上涂越橘酱,可提高视力,能在夜间看清德国城市的轰炸目标。因为盟军取得了战争的胜利,所以越橘酱一定有效。然而从未有科学证据显示越橘有提高视力的作用。英国飞行员能够准确地攻击目标实际依靠的是那些专为战争设计的先进的雷达设备,而与越橘酱无关。

也许没有哪个对视力的误解会比手淫会令人失明这一论断更牵强。如果这是事实,那我们都是瞎子了。性交是种族生存的关键,肯定不会导致失明。眼睛怎么能"感受"出性交前相互爱抚、性交和独自手淫的差别呢?

手淫的误区源于一个真实的恐惧:男性手淫等于丧失了人类繁衍所需的珍贵"种子"。犹太基督教的传统总是给手淫予恶评,尽管在《圣经》中没有特别提出。(在《创世纪》中,俄南在和他兄弟的遗孀性交时遗精于地(不是手淫),上帝立即处死了他。)18世纪的科学令人吃惊地支持了这个观点,即手淫对身体有害,包括妇女,尽管许多科学家(均为男性)并不信服有规律的女性手淫也在此之列。瑞士科学家提索斯在其1758年《论交媾中断导致的疾病》论文中第一个提出,至少是"科学地"提出手淫会致盲。他认为体能损耗通常会导致身体虚弱。这是对匿名热门读物《不完全性交或手淫的可憎罪孽》(1717年)中所提出的观念的扩展。提索斯特别提出,任何类型的性行为引起的血流涌动都会给身体带来压力,但手淫尤为严重,所引发的血流更加汹涌,这最终会使眼内脆弱的血管更加脆弱。

西方国家很看重提索斯的理论。美国刚成立时是无法承受成为一个由盲人国民组成的国家。拉什作为一名医生及美国《独立宣言》的签署者,深受提索斯影响,并在羽翼未丰的国家中痛骂手淫者。治疗手淫的仪器开始可方便地给那些想要医治手淫病的人使用。这些仪器包括适于睡眠中使用的置于阴茎外周的带有金属钉的管子,或其他使勃起疼痛的奇妙玩意儿。

19世纪,格雷厄姆和凯洛格分别试图用饼干和麦片的新食谱压抑性欲。凯洛格还建议用非麻醉的包皮环切术治疗慢性男性手淫。这两位男士,道德与健康的斗士,成功地说服了政府和一般民众,认为手淫是身体和精神健康欠佳的根源。(除了失明,凯洛格还将粉刺和失眠也归于手淫,这正是每个十几岁的男孩子想听到的。)可悲的是,手淫的谬论一直延续到20世纪。20世纪50年代的大多数医科书仍将手淫视为功能性和神经性疾病。直到马斯特和强森的研究发现,绝大多数美国成年人手淫,并且绝大多数美国成年人的眼睛都能看得足够远。

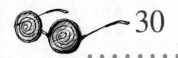

所有的美味：
舌头如何工作

　　科学界正围绕舌头是如何感受味觉这一问题展开争论。奇怪的是，对于那些更复杂的感觉，比如视觉和听觉，我们却有更多的了解。然而最近25年来，人类在味觉领域的研究同样取得了突飞猛进的发展。现在大部分研究者都同意，至少存在5种基本味觉，并非4种。舌头上、口腔腭部和喉部都有味蕾。还记得感受甜味的味蕾分布于舌尖而感受咸味的味蕾在舌头两侧的"舌图"理论吗？那完全是错误的。

　　西方社会的传统是以咸、甜、酸、苦解释味觉。这与四体液的概念非常匹配。所有其他味觉都是这些基本味觉的混合，这理论一直沿用。这些基本味觉的作用原理真的与原色理论一样吗？研究者并不确定。人类的眼睛有三种光感受器，它们连接在一起能把各种波长的可见光转化为彩虹的各种颜色。然而，味蕾似乎有属于自己的工作方式。因此我们还不清楚，它是否是一种可以进行分析的感觉，不同的味觉由不同的感受器来感知，或者说它与视觉类似，是一种感觉的综合，将基本味觉重组而产生新的唯一的味觉。如果前者是对的，那么要解释味觉的"彩虹"仅仅靠"4种基本味觉"的感受器是远远不够的。

　　日本人用一个词来形容第5种特别的味道：鲜味，这是谷氨酸的味道。一种叫昆布的生活在海中的褐藻海菜就含有这种味道，日本人通常会在肉汁汤中放入昆布或者把昆布当作小菜来食用。科学家确实发现了一种鲜味味蕾，这种味蕾可以感受谷氨酸和其他氨基酸的味道。美国人可在谷氨酸钠或MSG（一种调味剂）中感受到这种鲜味。不久，研究员也可能把油脂纳入味觉的行列。油脂长期以来被认为是通过嗅觉和触觉感受的，而并非味

觉。油脂中的乳脂可以使大脑的某一愉快中枢兴奋。然而,油脂的替代品
(同样充满乳脂)的味道却没有真正的油脂那么好。从进化的角度来看,早
期的人类可能受益于油脂感受器,因为脂肪是非常好的长期供能和供暖的
来源,它能储存并转运维生素 A、维生素 D、维生素 E 和维生素 K。有趣的
是,亚里士多德提出油脂可能是基本味觉之一,但同时,他也推荐用山羊尿
来治疗秃发症。

当讨论起基本味觉的真正数量时,研究员们很清楚那张随处可见的舌
图(仍悬挂于许多医生的候诊室并在当今的科学教科书中广为传播)是基
于一个百年的误解。你应该认识这张图:甜味蕾位于舌头前部,咸味蕾位于
舌头前部的两侧,酸味蕾位于舌头中间,而苦味蕾位于舌头后部。这张图误
导了许多在科学课上无法正确完成味觉实验的小学生们。没能正确完成的
原因是老师错了。(我自己并没坚持舌头后部能尝到甜味的观点。)

在家里很容易证明舌图是错的。把盐放在舌尖,你是可以感到咸味。不
知什么原因科学家们 100 多年来从未怀疑过这一理论。这张图源于 19 世
纪,德国医生汉尼葛开始测试舌头对四种基本味觉的相关敏感度。(在德国
没有日本那种卖昆布肉汤的市场。)汉尼葛有很多自愿者,他把不同的甜、
酸、苦和咸味的液体滴在他们舌头的不同部位,然后得到了他的实验结果。
一般来说,大多数感受甜味的位置在舌尖,舌后部最少。苦味在舌后部最
多。舌的各处对咸味的感受均等。汉尼葛得出结论:舌头感受四种味觉的地
方都不同。舌图就是这样产生的。

1942 年,哈佛大学著名心理学史学家波林拿到了汉尼葛的原始数据并
开始计算敏感度水平的真实数据,即便是这些数字所代表的也仅仅是相对
的感受。在波林的等级中,舌尖对甜味的敏感度记为 1,舌后部为 0.3。因此,
舌尖感受甜味的敏感度是舌后部的 3 倍。但这并不能说舌后部不是甜味的
良好感受器。

很多科学家曲解了汉尼葛和波林的结论,认为低敏感度的地方就是不
能感受的地方。舌图的谬论就这样诞生了。1974 年,科林斯博士重新检验了

汉尼葛的工作并同意其主要结论：舌头各部对四种基本味觉的敏感度各异，但差异很小。舌头上有感受器的地方都能感受四种味觉。这些感受器遍布各处——舌头，口腔上方(称之为软腭)，甚至在喉部都有(很奇怪，因为这种观点认为你会决定吞咽你可能并不喜欢的食物)。还有很多准味蕾。你舌头上的神经会感受到油脂的软感，并传递味觉一样的信息进入你的大脑，告诉你吃了什么。你眼球上的感受器会"尝"到红辣椒的"味道"。你鼻子感受到食物的气味，并和味觉结合，就产生了味道的概念。

我们认为通过舌头感觉到的大部分味道其实是由鼻子感受到的。捏住鼻子然后吃一块巧克力，你有可能尝不出"巧克力"的味道。你会感到有"甜味"和"苦味"，但缺乏嗅觉(常常还缺乏视觉)，你就不知道那又苦又甜的味道是什么。缺乏嗅觉和感觉食物颜色的视觉，你同样很难猜出救生圈牌糖果的味道。如果你曾经患过重感冒并鼻塞，出现以上这些情况并不奇怪。当你感冒的时候，因为暂时失去嗅觉，食物变得索然无味，但这时你的味蕾是好的。完全丧失味觉——类似于失明和失聪，被称为失味症——比丧失嗅觉的失嗅症罕见得多。在美国，失味症和失嗅症的发病率都未取得准确的数值，但约有5%的人有某种程度的化学感受功能障碍，这时就会出现上面所说的情况。出现这种情况的原因常常是患鼻子或鼻窦疾病、过敏性鼻炎、病毒感染或头颅损伤。费城的莫耐尔化学感觉中心声称，他们15年时间里评估了大约1200名患者，仅有5人(0.4%)是真正的失味症患者，另外5人大部分味觉丧失，大约1/3的病人有严重或完全的嗅觉丧失。

如果你没有了味觉，很可能是因为你的嗅觉有问题。现在，如果你还想着买埃尔维斯的紫色绒画，那就连你另一种类型的品味也有问题了。

就舌是人体最强壮的肌肉这一谬误而言，任何有关力量的通俗定义都解释不通。当考虑到单纯的力量时，咬肌是外部测量中力量最大的肌肉。这是一对腭肌，分别位于腭的一侧。因为咬肌整块都附着于腭骨，因此它具有其他肌肉所没有的优势，就像杠杆一样。牢固的固定加上力学优势使得腭肌成为最强壮的肌肉。根据吉尼斯世界纪录，握力的最高纪录为975磅并坚持 2 秒钟。单一的股四头肌无法产生如此大的力度，只有将肌肉组合起来才行。现在，可以想象，如果骨头的附着点相同并且忽略力学优势，那么股四头肌和臀大肌会在力量比赛中胜出，这些横纹肌有最高密度的纤维，这是单纯力量的测量。如果测量肌肉在不知疲倦持续工作的情况下的"力量"，心肌是最强的肌肉。舌肌很快就会精疲力竭……至少一些人会这样。

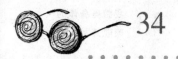

擦洗肝脏：
解毒作用探秘

　　许许多多的饮食补品和草药健康疗法都声称有助于肝脏解毒。所谓"解毒"，它们的意思是擦洗干净，用古老的来苏尔清洁剂洗净现代世界的所有污染物。听起来合乎逻辑。毕竟，肝脏过滤血液，寻找其中的有害化学物质进而把它们降解为低毒的化学物质。但这一过程并不会使得这个充满毒素的器官像绒毛屏幕一样需要清洗干净。经肝脏不能解毒的物质会随血流而排出。所有这些自称肝脏解毒剂的东西根本不会起到解毒的作用，因为肝脏压根儿就没有中毒。

　　肝脏本身就是一个解毒的器官，并非草药疗法解毒的这一事实可能会使人费解。你摄入的所有东西都会被分解，吸收入血，并经过肝脏。人体依靠肝脏调节、合成并分泌许多重要的蛋白质及营养物质，同时也依靠肝脏净化、转化并清除有毒的或无用的物质。解毒作用是把可能有害的化学物质（来源于酒精、药物或甚至食物）转化为水溶性的化学物质，经过这一处理，毒性通常较原始化合物小，人体可以安全地将其排泄。意在尽量多地分解有毒物质。身体循环中的有害化学物质越少就越好。对于大脑来讲，指挥肝脏是一件不用伤神的事。肝脏并不能将所有物质解毒，一些毒物会躲过肝脏的分解。无论有无经由肝脏，这些毒物最终都会从体内排泄出去。肝脏只是确保在任何时间都能将毒物对机体造成损害的可能降到更小。

　　那些被肝脏摄入而未经处理的或只经简单处理过的有毒物质可能会再次流经肝脏，或者如果它们是水溶性的话（与脂溶性相反），肾脏能将其分解。无论如何，它们都不会停留在肝脏里。当人体大量摄入维生素 A 时，维生素 A 会在肝脏积聚并引发问题；某些罕见的遗传性疾病会导致铁和铜在肝脏积聚。所谓的肝脏中毒就是指这些了。

当然，这并不是说饮食补品和草药不利于肝脏。实际上，这些疗法能帮助肝脏处理毒素，当肝脏出现问题时对肝脏起到支持的作用。某些情况下这些疗法能派上用场。多年的酗酒会损害肝脏，甚至不能降解低毒性的毒物。某些人群服用他汀类的降脂药也会产生轻度的肝损害。研究还没有定论，但有些草药疗者作出了极大的承诺，他们宣称草药不能解肝脏毒，而是帮助肝脏处理毒素。

草药奶蓟草就是其中一种，它作为一种有效治疗毒蘑菇中毒的药物在德国被广为接受。(德国人并非总是正确的，顺势疗法和泌尿学在那里也很流行。)正如其不吉的名字所暗示的，毒蘑菇所产生的毒素会极大地损伤肝脏并很快进入中枢神经系统。奶蓟草的有效成分是水飞蓟素，在吃了普通毒蘑菇的人群中，疗效几乎是 100%。在美国，水飞蓟素还未批准药用，而毒蘑菇中毒的生存率低于 30%。德国的研究显示，水飞蓟素通过迅速地保护、修复肝细胞的完整性来发挥作用。现在欧洲正在进行关于药用水飞蓟素及奶蓟草本身治疗酒精性肝损害的疗效研究。这种草药并没有解肝脏毒，确切来说，它因使肝脏恢复了健康状态而使其能完成需要做的工作。

美国国家肝脏基金会声称，没有已知的食物或草药对肝脏有益。他们推荐什么？跟其他推荐没什么两样：多吃蔬菜和水果，多喝水，多做运动。美国国立卫生研究院刚刚开始投入资金来研究草药和肝脏疾病的关系。2002年底完成的一项研究是有关越南草药和中药治疗肝硬化大鼠(没有关于大鼠发生酒精中毒的数据)。尽管从未得到证实，但蒲公英、甜菜和日本石吉米蛤等仍被认为是对肝脏有益的食物。蒲公英是郊区草坪爱好者的仇敌，事实上是最健康的绿色植物之一，富含钾、钙和维生素 C。

尽管这样，你还是得小心饮食补品。某些补品含有一些受贸易法保护的"专利成分"。消费者和医生一样，都不知道这些成分的比例。它们没有得到美国食品和药品管理局(FDA)的检测或审批，因为它们是"天然的"——可能与橙汁或毒葛一样天然。凡是天然的都会有两面性。许多肝脏的补品

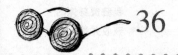

含有尼克酸,当高剂量摄入时可能带来肝毒素或损伤肝脏。很多补品还含有维生素 B_{12},肝病病人体内常会发现过量的维生素 B_{12}。如果有肝脏方面出了问题,你应该去找医生看病。如果没有肝脏疾病,你应该通过饮食和运动,而不是通过可能有害的且昂贵的完全没有根据的肝脏排毒计划来保护你的肝脏。我们推销说每 10 天就需要 20 美元的补品。尽管肝脏有很强的再生能力,但是你的钱包却没有。

阑尾：
无用还是有用的器官

　　在过去 200 多年的时间里,有许多知识渊博的科学家曾说过一些愚蠢的话。例如在 19 世纪 80 年代,多数物理学家都哀叹他们已经掌握了自己领域中所有能获知的自然规律。那个时候他们甚至不知道 X 射线,更不必说量子力学了。20 世纪初期,生物学家推测人类身体中有超过 100 个无用的部分,都是几百万年猴子般的生活方式遗留下来的。甲状旁腺就是其中一个,现在我们知道它是调节钙磷代谢的器官。阑尾是另外一个例子。如今,聪明的医生都很清楚他们还存在许多未知的领域。

　　数不清的生物学教材仍把阑尾看成是无用的器官,但这是完全错误的。阑尾是一个能够分泌黏液,悬挂于小肠和大肠之间的有盲端的囊,其直径约半英寸,长度约 3 英寸。在很多很多年以前,当人类还没有充分进化的时候,这个器官肯定有很重要的作用。事实上,一些灵长类动物的阑尾有很重要的功能。科学家认为阑尾有助于史前人类以及现在的灵长类动物消化纤维和生肉。难以消化的食物排进阑尾囊腔,"有益的"细菌和体内的分泌物开始分解它。

　　我们的机体随着进化而不断发生着改变,但你也不能低估了这个有用的器官。怀孕后大概 11 周,在小胚胎里发育的微小的阑尾开始产生内分泌细胞。内分泌细胞分泌激素等有用的化学物质。阑尾里的内分泌细胞分泌含多量液体的化学物质(即胺类和肽类激素)。这些激素在胎儿生长中维持生物校检和平衡。胎儿出生后,阑尾主要作为一个淋巴器官保护机体免受疾病的侵害。淋巴器官靠其淋巴组织产生白细胞和抗体。现代人的阑尾因其包含的淋巴组织,成为产生 B 淋巴细胞(一种白细胞)和一系列被称为免

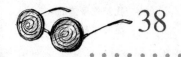

疫球蛋白 A 的抗体这一复杂链条上的组成部分。阑尾也会产生某些化学物质,引导白细胞到达身体最需要它们的地方。

这一古老的脏兮兮的器官是未成熟白细胞良好的训练基地,这些白细胞不久将出征杀灭外来入侵者。食物常规地从肠腔不断进出阑尾,使白细胞能接触到胃肠道里大量的细菌、病毒、药物和腐烂的食物。白细胞以这种方式获得了与潜在的致命细菌(如大肠埃希菌)战斗的能力。当你 20 岁到30 岁的时候,阑尾对人体白细胞和抗体的贡献量达到高峰,此后产量迅速下降。

到了 60 岁,你的阑尾就没有多大用途了,它顺理成章地成为外科手术中美好的多余部分。是的,当食物阻塞阑尾时会产生问题。这些食物会腐烂,引起感染①。如果阑尾穿孔,则这一感染足以致命。阑尾一旦感染,就应该切除。在你的一生中,你很可能会遇到这种情况。不久以前,过于热心的医生为了避免某天可能出现的阑尾感染,在进行其他手术的同时把阑尾一起切除。外科医生会说:阑尾是无用的,我已经很靠近这个器官了,为什么不把它切除呢?但不要再这样做了。现在医生认识到,他们能够用阑尾进行整形手术。例如,在一种膀胱替代手术中,医生用肠管代替膀胱并用阑尾组织重建括约肌(排尿时能收缩和打开膀胱的肌肉)。类似地,阑尾可用于代替输尿管(输尿管是连接肾脏和膀胱的排尿管道)。

不可否认,阑尾并不是机体最重要的器官之一,但也别低估它。毕竟,你只有一个肾脏或眼睛也可以勉强生活。我们对人体知道得越多,我们就越能理解所有的东西都有其用途……甚至,不管你相信与否,大脑也是这样,尽管很难跟有些人说清楚。

---

① 阑尾管腔阻塞后黏膜分泌黏液积聚,腔内压力上升,血运发生障碍,而致炎症。
——译者

头发花白？非一日之功：

白发及其原因

　　数以百计的鬼故事中无疑都会有一位因为恐惧而头发变白的角色。即便是一些文学巨匠都在自己的作品中传递这一谬误，似乎这是一个医学事实。拜伦勋爵在 1816 年的诗歌作品《锡壅的囚徒》中写道："我白发苍苍，并非形色苍老，也非渐渐变白。是那突来的惊恐，使我一夜之间白了头。"这足够醒目、足够吓人。把恐惧想象到如此程度，以致一夜之间苍老了几十年。但在此向拜伦表示歉意，事情并非如此。

　　当这一谬论广泛流传之际，从来没有确凿的证据可以表明，除了染发以外，恐惧或任何其他刺激可以使一个人的头发突然间变白。这肯定有很多传说。1535 年，莫尔的头发据说是在行刑前的晚上完全变白。他作为国王亨利八世的顾问的最后那些动荡的日子，被很好地记录在英国历史年表中，而且还被编入鲍特的戏剧作品《四季之人》。然而，直到他去世后头发才有那么一点变白——这有点华盛顿砍掉樱桃树的意味。同样地，有围绕玛丽·安托瓦内特①斩首的传说。在她死的时候头发确实是白的，但这更可能是在死刑前数月或数年间慢慢变白的。（另一个传说是说玛丽·安托瓦内特的头发是在她逃离法国未遂时愁白的。）

　　经过几十年的岁月，大部分人头发会慢慢变白，这一过程是从毛囊长出白发后开始的。我们大约拥有 10 万个毛囊，所以头发变白是需要一段时间的。一般情况下，一旦毛囊开始长白发，它就不会复原了。年复一年，越来越多的毛囊转为生长白发，直到满头灰白。人们在几个月时间里变得白发苍

---

　　① 法国国王路易十六的妻子，法国大革命期间与国王一起被送上断头台。——译者

苍，并不是因为恐惧，而是一种正常的衰老过程。所有的毛囊差不多在同一时间开始长出白发，其机制未明。短短数月，剪去有色的发梢，剩下的就只是白发了。

你不会在短于一个月的时间内满头白发，除非你的头发非常短。发根生于毛囊，这像是头发工厂，如果头发掉了，同一个毛囊里会长出一根新头发。毛囊里的细胞会产生角蛋白，它是头发的主要成分。被称为黑素细胞的毛囊细胞产生黑色素，与产生肤色的色素一样。黑色素使角蛋白有了颜色，黑色素丰富的人头发乌黑，黑色素少的人发色金黄。随着我们变老，黑素细胞逐渐停止产生黑色素。缺乏这些色素，头发就会变灰或变白。顺便解释一下，灰色头发通常是白发和黑发混合所产生的视觉错觉。这是一个循序渐进的过程。白色最初出现于发根并仅以头发生长的速度蔓延，并不是白色沿着发丝渐渐吞没掉黑色。头发是由角蛋白组成的无生命的东西，并不能沿着发丝上下传递营养或信息。头发的生长主要是靠发丝根部新生角蛋白的增加。当黑发变白发，是白色的角蛋白添加到了黑发丝根部。随着时间推移，头发长得更长，黑色发丝根部的白色角蛋白就会越多。理发师把发梢部分(黑色的部分)很快地剪去，剩下的就只有下面的白发了。

如果你的头发很短(可能是士兵头)，因为你半英寸长的显年轻的头发(黑的、棕的、金的、红的)被剪掉了，只剩下生长了一周的新的白发，你很快就会显得白发苍苍或满头灰发。某些人会不知不觉地长出白发，然而新增加的一些白发可能会起着决定性的作用，给人的印象是这个人突然之间有了白头发。头发完全长出大概需要 7 个月，因此，有色头发全部被白发代替平均至少需要 7 个月时间。

有一种罕见的突然秃顶的疾病称为弥漫性脱发症。这种疾病会使有色素的头发脱落，最后剩下的都是白发或灰发。粗心的人可能会认为弥漫性脱发症患者突然成了满头白发。走近观察，你会发现该患者脱落了一半的头发。这可能短至几个星期内发生，这种脱发可能与精神压力有关。但是我们说的是簇状脱发，而非由浓密的有色头发到浓密白发的突然转变。

这种谬误是如何开始的？它的流传速度远远超出你的想象。事实上，如果你一年没有见过一位朋友，你可能会认为他的头发是突然变白的。玛丽·安托瓦内特被关押了一段时间，然后出现在公众面前。她被当众处死的那天，如果她的头发全白，人们会很容易认为是刚刚变白的。市民只知道她是黑头发的。她进监狱的时候满头黑发，出监狱时却满头白发。必定是死亡的恐惧使头发变白了。我自己从 20 世纪 60 年代至 70 年代的早期专辑（如《爱丽丝的餐馆》和《朋友》）中"认识"一位民歌手叫阿洛·格思里，1991 年我在现场看他演出时发现他长了长长的白发，好像阿洛一夜之间老了很多。有趣的是，在唱完第一首歌以后，他甚至说："我知道你们现在所有人在想什么：'朋友，他变老了。'是的，你们能猜到什么？你们也变老了。"

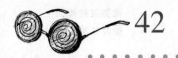

参孙①的快乐：
治愈秃发症

女性主义者被秃发症治疗方法的探索逗乐了,好像它真是一种疾病一样。每年有数百万美元的研究经费投入到秃发症的研究中,很多女性将其认为是男性操纵医学研究经费流向的首要例子。然而,你能责怪男性吗? 到了 50 岁,超过 50% 的男性会显著脱发甚至秃顶。这种情况会逐年变糟:30 岁时有 30% 的男性开始秃顶,40 岁时为 40%,以此类推。女性常常嘲笑男性对脱发的无可奈何,但事实上 20% 的女性头发也会随着年龄增长而渐变稀疏,5% 的女性跟男性一样会出现簇状脱发……这对于她们来说也是一件真正的麻烦事。

很快,或许在 10 年之内,将会出现促进头发生长的药物。起初这些药物很可能会产生一些严重的副作用,如性功能障碍或高血压。再过数年,药物的问题将被攻克,然后我们所要担心的就是头发的问题了。研究人员知道头发停止生长的原因,制药公司正投入数百万美元进行药物研发,因为他们清楚抗脱发药的市场会和西地那非(万艾可)一样大。

成千上万种治疗秃发症的药物涌入市场,证明有效者仅有两种。米诺地尔作为一种生发剂出现于 1988 年。无论你相信与否,这种倍受关注的药物能通过一种未知机制,使稀疏的头发停止脱落。米诺地尔最初是一种调节血压的药物,促进头发生长(处于不需要的地位)是其附加作用。20 世纪 90 年代,一种称为非那雄胺的药物进入市场,其片剂叫做保法止,大剂量者

---

① 参孙(Samson),《圣经》中有名的大力士,曾徒手将一只狮子撕成碎片。他只有七绺头发,而他无穷的力量则主要来源于他那七绺头发,上帝正是通过他的头发赐予他将以色列人从非利士人的奴役下解放出来的力量。——译者

称为保列治。口服这些药片可通过抑制导致秃顶的酶来留住本要脱落的头发。你必须持续服药,否则会再次转为脱发。准确来说,在 1988 年以前,除了骗人的万灵油之外别无他药。秃发症的治疗经过了一段漫长的、腐臭肮脏的历史。由于网络的存在,使得这段历史得以重现。

秃顶的人口碑总是很差。《圣经》里有无数资料记载了上帝要使以色列的敌人变成秃顶且不孕,或秃顶且糊涂,或秃顶且虚弱,或者仅是完全秃顶。在《启示录》里,世界末日之际,上帝会选择坏人使其秃顶。我们都知道参孙的故事,他的头发之中隐藏着强大的力量。正如《列王纪下》中转述的,光头先知以利沙无疑过于介意这个故事。在耶利哥城外的道路上,一群男孩取笑以利沙,朝他大喊:"滚蛋吧,秃子!"以利沙诅咒他们,后来"两头母熊从树林里冲出来,把其中的 42 个男孩撕成了碎片"。他的方法如此神秘莫测。

古埃及人是秃发症疗法的最早研究者之一,他们用取自蛇、鹅、鳄鱼、河马、狮子或许还有野生山羊的腐臭脂肪来治疗秃发症。这些是真正意义上的局部软膏,不含油脂成分。难闻的气味是关键,因为这是调合物有效的证明。时至现在,我们仍有这种误解,认为良药都是苦口的。去头屑洗发水也是一样:有刺痛的感觉了!

伟大的医生希波克拉底用鸽子和其他动物的粪便治疗秃发症。才气焕发的亚里士多德用山羊尿治疗自己的秃发。尤利乌斯·凯撒也是秃顶,最为讽刺的是,他的名字 Caesar 源于拉丁语 *caesaries*,是"头发茂密"的意思。他的妻子埃及艳后克娄巴特拉将马的牙齿和鹿的骨髓调和成油膏,并将其涂到他头上。(显然,那时候用腐臭的河马脂肪来治疗秃发的方法已流传到埃及宫廷。)可惜啊,克娄巴特拉的油膏并不管用。无论是罗马人的硫磺、焦油疗法,还是地中海周边最优良品种的动物尿液都无法有效治愈秃发。显然,尤利乌斯最终屈服了,为了设法遮住他的光头,他选择戴皇冠。(据古罗马抄书吏普林尼记载,他也是一位因难看的秃头而出名的国王。)强大的汉尼拔也是秃顶,他一点也不喜欢这样。像《星际

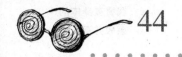

迷航》中的科克船长一样,汉尼拔在战斗时肯定会戴上假发。

与那些无用的记录非宗教色彩的几何学和抑扬五步格诗的笨重书籍命运不同,尿和腐臭脂肪等秃发症疗法从没落的罗马帝国流传下来。文艺复兴时,牛的唾液开始广泛应用。(啊,已经用牛的唾液而不是牛的尿了,有进步了。)同时在中国,用动物睾丸混合草药的疗法也得以推广。在中国和印度,沉思和倒立长久以来就是一种标准疗法。最终在 19 世纪末,随着现代技术的到来,电休克、振动器、电动按摩头皮和吸引装置使得秃发症的治疗进入了令人振奋的领域。

除了使你看起来显得滑稽以外,所有这些疗法还有什么相同之处呢?它们的共同作用基于三个前提:促进头皮的血液循环、使毛孔和毛囊通畅、提供营养。也许这些疗法真的达到了这些效果,但仍然不能从病因上治疗秃发症,因为大部分秃发症是一种纯遗传性的疾病。贫穷饥饿时才会因营养不良而脱发,这当然有可能,但不大会发生。头皮也不需要额外的血供,人体头部已经有足够的血供。脑是需要充足血供的器官,机体通过颈部两根相对粗大的动脉确保脑部的血供。通畅毛孔的理论明显是错误的,除非你用封蜡……或腐臭的河马脂肪涂抹头皮。

你会由于压力、药物或化疗掉头发,但通常头发会重新长出来。无论男性还是女性,基因都是秃发和头发稀疏的根源。你会从你母亲或父亲得到秃发症的遗传基因。有种古老的,也许是新的无稽之谈,认为秃发症仅通过母亲遗传。只要瞧一瞧无数秃头的父亲和儿子,这一说法就会不攻自破。

头皮上大概有 10 万个毛囊,正常情况下,这些毛囊是不断长出头发的小工厂。一根头发脱落,在相同的毛囊里会长出一根新头发。当某种酶把睾酮激素转化为另一种激素双氢睾酮 (DHT, 男性胎儿发育中一种重要的激素)时,你就开始掉头发。这种激素也会促进下巴和脸颊部分长出长长的、硬硬的、不受人喜欢的毛发(这些毛发与胡子有所不同)。到了晚年,一些未知的原因使得 DHT 开始破坏头顶的毛囊。这些毛囊会继续长出头发,但这些头发很细很短,像桃子上的绒毛。而头两侧的毛囊并不受 DHT 的影响,原因同样未知。这些部位继续长出浓密的粗发,因此其他头发掉光以后就剩下了"和尚环"。秃发症基因(研究者认为其实有很多)通过产生过多的生成DHT的酶而导致秃顶。

这就是掉头发和长头发的研究现状。腐臭的河马脂肪和山羊尿不再是流行的疗法,但通过互联网你可以购买到一些同样愚蠢和怪异的被称作秘方的草药制品。我从揭示这些隐秘的把戏中得到乐趣。"皮肤科医生不想让你知道!"是的,他们的确这么认为。医生并不会刻意隐瞒秃发症的治疗方法,他们能从有效的疗法中赚更多的钱。不会有阴谋要你、你的丈夫或你的兄弟一直秃发。离家更近的健康食品店出售促进头发生长的维生素和矿物质。这些也都没有价值。短期内意外的脱发肯定是健康恶化的表现。如果出现这种情况请务必去看医生。但是如果你只是秃发或头发变稀疏,那么你掉头发的原因几乎可以肯定不是饮食、血液循环、毛孔阻塞、元气不足、对洗发水的依赖、阴阳、对山羊尿的反感,或对麦当劳汉堡包的溺爱。相反,在你家族中(也许一代以前)有患秃发症的成员。

还是有希望的。毛囊通常到你很大年纪时才会"死亡"。秃顶男女的10万个毛囊中,大部分都长有细小的头发。如果使用了正确的药物(而且可能很快会问世),同样的毛囊会长出又长又粗的头发。头发移植是把头皮后部及两侧的毛发和发根移植到头顶。这一疗法的确有效(并不是传说),但会带来痛苦并需要大量金钱。一个技术娴熟的医生是这一手术成功的关键。或许你根本不介意秃发,那样也好。但渴望茂密的头发也是无可厚非的。你能责怪一个患秃发的人害羞吗?毕竟,除了充满男子汉气概的战争英雄艾森豪威尔之外,你还能找出一位秃顶的美国总统吗?

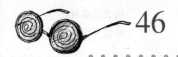

竞赛结束：

定义种族

种族之间的竞赛由来已久，但似乎所有人都输了。种族是一种社会建构，它深深存在于太过人性的"我们反对他们"的这种心态之中，然而首次对它定义仅仅是在几百年前。我们选择去定义种族，完全是基于一些基因特征：肤色、头发种类、脸部形态等。我们实际上本可选取其他一些特征去定义种族。我们可以根据血型来划分种族，将聪慧、优秀的 AB 型血的人与那些普通、愚蠢、拙劣的 O 型血的人区分开。我们也可以根据指纹类型；指纹有很多类型，将全世界不同地区进行粗略的划分。我们还可以像划分男中音和女高音一样划分种族。如果亚洲人统治世界，或许他们会认为欧洲人是愚蠢的，因为欧洲人更易于脱发。这些都是武断的。处于统治地位的欧洲人通过一系列外部特征，试图将智慧和果敢的品质与他们挂钩。

美国国立卫生研究院出资的人类基因组计划，致力于绘制出组成人类 DNA 的数以万计的基因位置及用途，为种族问题提供最完整可靠的答案。这也回答了生物学家近 40 年来的猜想——在生物学上根本没有种族这回事。所有的现代人类都来自 10 万—15 万年前一个紧密交织的早期人类群体。基因是不会说谎的。尽管人类分散为世界上一些相对孤立的群体，但时间还不足以产生将人类分为不同种族或品种的全新基因差别。从生物学的角度看，任何所谓的白种人与所谓的黑种人之间可能比与其家族内的人更为相似。相反，白种人内部存在的基因变化可能比所谓的种族间更多。人与人之间 75% 的 DNA 完全相同，只有剩下的 25% 使我们产生了差异。大量的基因差异（约 85%），存在于同种群之内，如朝鲜人。约 8% 的基因变异或生物差异就能将种族与种族区分开；约 7% 的基因变异或生物差异就能将人种与人种区分开。所以从生物学的角度来看,朝鲜人和日本人的差别约等同于朝鲜人和挪威人的差别。人类生物学中仅有 0.012% 的变异作用于人种。

所有这些数字意味着什么?为了便于论证,我们将数字取整数。我们说人和人之间有 25% 的基因不同,假定总计达 100 个基因。除了决定头发种类、眼睛颜色、肤色和鼻唇大小这 5 个基因外,刚果丛林里或冰雪覆盖的格陵兰岛的土著人都与你的基因相同。你们有相同的血型、耳朵形状、右利手和抗癌基因。你和你表亲的相似度可能更低,你们可能有 10 个基因不同:发色、血型、左利手、招风耳、手指上的中指毛发,没有抗癌蛋白,等等。显然,你们实际所共有的只是肤色。这就是基因差异的意思。你和一个同伴本属于同一人种,却在许多其他方面存在差异。

人类定义的人种对一些疾病(如癌症、卒中、糖尿病等工业化世界的主要杀手)来说毫无意义。人种也不是艾滋病和其他感染性疾病的影响因素。当然,世界上不同种族其疾病的患病率的确有所不同,但这几乎完全归因于环境因素、饮食和社会经济状况。例如,亚洲裔美国人在美国居住数代之后,与美国人患乳腺癌的概率(明显高于亚洲人)接近。其原因不是基因,而是肥胖和久坐不动的生活方式。在纽约哈林区生活的非洲裔美国人活到 65 岁的概率比在孟加拉国小,因为哈林区的黑人面临暴力和社会问题。生活在加拿大魁北克的非洲裔寿命远大于在哈林区的同种人。

人种(肤色)真的只是皮肤癌的一个影响因素。非洲人和深肤色的人得到更好的保护。相反,与非洲人相比,在昏暗的日光下斯堪的那维亚人能更好地产生维生素 D 以促进骨骼生长。所以非洲人需要补充维生素 D,而斯堪的那维亚人需要涂防晒乳。乳糖的耐受似乎困扰着除欧洲人以外的所有人种。对于骨质疏松这一疾病而言,非洲人略有优势,但这可能和他们能得到更多日照(间接强健骨骼)有关。非洲人有一个基因对疟疾有轻度的免疫力,但生活在其他疟疾流行区(如地中海、中东和东南亚地区)的人们也如此,在对抗疾病方面,很难在人种间找出太大的不同或生物优势。

人种也不是智力和创造力方面的影响因素。世界各地都有天才和蠢才。如果说某一人种似乎更倾向于以某一方式行事或在某领域有突出表现，那也仅是社会原因。德国盛产音乐家，法国盛产画家，这其中并无基因的因素。天才是天赋，社会则使然。韵律浸润于非洲文化之中，因而在各国非洲裔的成员之间韵律无处不在。欧洲充满和声与旋律，所以会有管弦交响乐。长期被英国人看作二等国家的爱尔兰产生了自己的蓝调音乐，与非洲裔美国人的韵律相似，是长期受压抑的产物。

也许是实用的原因，人们能敏锐地发现外来陌生人之间面部特征的细微差别。以欧洲人的思想，至少是从分类学者的角度，可以将人类像动物一样分组。瑞典分类学者、植物学家林奈（以拉丁姓林奈乌斯闻名于当时）在其1758年《自然系统》一书中，以外表和假定的心理特征为基础，将人类分为四个种类。即，"公正、文雅、敏锐、善于发明创造、法制的"欧洲人；"乌黑、严厉、傲慢、贪婪、专断的"亚洲人；"狡猾、懒惰、粗心、反复无常的"非洲人；"铜肤色、顽固、自满、自由的"美洲人。狡猾、傲慢、顽固的欧洲人都喜欢这种分类方法。德国人类学家布鲁门巴赫在1775年第一次使用了"人种"和"白种人"字眼。他仅根据外貌将人分为五种：白种人、蒙古人、黑人、美洲人和马来人。布鲁门巴赫认为，在今天亚美尼亚和格鲁吉亚的白人区是"最美人种"的家园。（格鲁吉亚女孩总是在保罗·麦卡特尼的心中。）

进入20世纪，人类学家（通常是白人）仍将人分为不同的人种和亚种。在不同时期曾定义过约100种。但人类学家只寻找一种将文化、移民进行分类的方法，多数不争论人种优越性。20世纪初美国的优生运动企图禁止某些种族进入美国。优生学家在将中国人、非洲人和其他人种排除在外方面取得了小小的胜利，但未取得显著成果。到了1930年，大部分优生运动时期产生的法律都被推翻了。几乎在同时，棕色眼睛、棕色头发的希特勒对德国人声称外国人都是坏的，金发碧眼的白种人更优良……蓝眼睛白皮肤的波兰人除外，他们该去死，尽管他是出生在奥地利，是雅利安人（从人类学上讲源于伊朗）。希特勒强化了那种试图通过外部特征定义人种的愚蠢做法。

也许,如果人类仍住在相互隔绝的不同大陆上,10万年之后,也许人种会朝不同方向进化,如同被美国大峡谷分隔了很久的松鼠。但这又如何呢?这只是一种假设,以前没有发生,以后也不会发生。现在人种间通婚、移民确保了人类保持种族统一。优生学家要接受这一事实,或者停止与他人交配,这样优生学家将从人们的视线中消失。

第二部分

渐渐老去

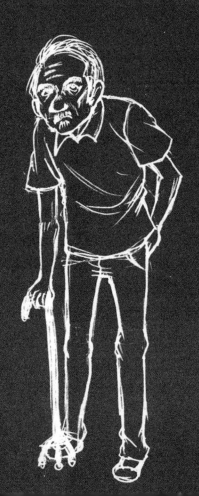

如果你活到了 100 岁,那么你已经成功了,因为很少有人能活到这个岁数。
　　　　　　　　　　——伯恩斯(1896—1996 年)

　　时间回到 1967 年,The Who 乐队(被《吉尼斯世界纪录大全》评为那个年代最喧闹的音乐组合)高喊出那句在摇滚乐史中最为著名的歌词——"我希望能在我变老之前死去。"10 年后,鼓手莫恩用吸毒过量的方式实现了这个"愿望"。那些至今还活着的乐队成员一定觉得自己垂垂老矣,他们都已过花甲之年了。

　　尽管人人都会抱怨,但却没人能够通过积极臆想、激素疗法或服用长生不老药来阻止或者逆转衰老的历程。最好的做法就是通过合理饮食、积极运动来尽量延长体魄健康的时间。我们承认,衰老是人生的一种累赘,但我们也没必要如此恐惧。我们对年老的恐惧主要是来自对衰老的误解,我们以为衰老不可避免会带来一些小毛病。动作僵硬了?忘记电话号码了?心脏有问题了?这些都自然而然地被我们认为是衰老的迹象。其实,即便退休了,我们还是可以神采奕奕,特别是如果你早年就做好健康投资。也就是说,你没有必要希望自己趁年轻时死去。

令人沮丧:
记忆力减退和衰老

　　有这样一种观点,它甚至蒙蔽了一代又一代的医生:记忆力减退是衰老的一种征兆。这种观念直到上一辈医生那里才有所转变。确实,senility(老态龙钟)这个词是从拉丁语"老人"那里引申而来的,近来已经不怎么流行了。很奇怪。难道早期的英语抄书吏们不知道那个留胡子的古希腊老哲学家苏格拉底在他80多岁临死之际还是一个十分敏锐的思想家?或者米开朗基罗在他89岁时创造了最充满冒险性的圣母怜子像。在现代,建筑大师赖特在晚年又真正"复活"过来(始于他75岁、终于纽约市古根海姆博物馆的完成,该建筑是在他92岁死后几个月竣工的)。柏利这位90多岁的老人一直到死都滔滔不绝,他在1997年创办了一本幽默杂志,并于2000年向法院起诉了他以前的老东家美国国家广播公司。2002年,他死于93岁高龄。

　　有关记忆力的这一谬误对我们的整体心理有很大的影响。记忆力减退是和衰老直接关联的最令人恐惧的现象。达纳基金会最近的一项调查显示,70%的成年人担心他们的记忆力正在衰退,而且另一项布鲁斯金—戈德林研究调查结果表明,80%的医生报道,许多30多岁的病人开始抱怨自己的记忆力不好。其实,大多数人的记忆力和他们在30岁之前相比无甚差别,他们只是越来越多地记起他们忘记了多少事情。一个忘记了艾奥瓦州州府(我想是德梅因吧,我应该事先查阅好的)的十几岁青少年,绝对不会说自己老了。然而,一提到记忆力,很多人就会想起银杏提取物———种据说可以有助于大脑氧供应从而有利于记忆的植物补品。测试似乎证明,银杏对记忆力的提高没有多大作用,但是这项测试结果并不能阻止数以百万计的人将大把大把的金钱投入到草本市场中。

　　缓慢的记忆力减退——注意，是缓慢的——是一种衰老的自然过程。平均来说，在一场记忆力的测试中，一位老者能够记住 6 项内容，一个 30 岁的人可以记住 8 项(我们应该向年轻人脱帽致敬)。然而，因为生活经验更丰富，长者要比年轻人知道得更多，有更多的记忆(这回我们应该向长者脱帽致敬)。衰老大致上是一种生命力逐渐流失的过程。通过适量锻炼、合理饮食并养成健康的生活习惯，我们可以控制自己的生命力每年是只消退一点点还是消退很多，但是逐年衰老仍然不可避免。通过记忆力的训练(本质上是思维方法的训练)，一个老人可以在记忆力测试中记住 30 项内容，是的，年轻人如果同样经过训练可以记住高达 40 项内容，但是 30 项总比 6 项强。逐渐的、自然的记忆力减退并不意味着衰弱，尽管有人仍然会觉察到这种不良作用。物理学家和其他科学家通常在他们年近不惑时才在其领域内作出自己最大的贡献。真正的科学天才可能会经历认知能力(真正与他们的工作息息相关)的巨大衰退。然而我们中的大部分，除了生病的特殊情况，还是能够经受青春时代给我们带来的智力挑战。实际上，生活经验的积累使得作家和艺术家变得成熟并且在老年时收获硕果。先锋爵士钢琴家布鲁贝克(1920 年出生)以及彼得森(1925 年出生)至今仍和以前一样有名望，尽管他们现在演奏的音乐与 20 世纪 50 年代相比会稍有不同，但仍然极具韵味。

　　那种可能影响到日常生活的严重的记忆衰退，是疾病的潜在迹象而并非由衰老所致。一种称作阿尔茨海默病的记忆力疾病，其可怕的症状是患者将失去一生的宝贵回忆。目前它还属于不治之症。它在 65 岁以上人群中发病率为 1/15，这个比例已经很高了，然而仍然要比癌症和心脏病这些最主要的"杀手"的发病率低得多。这个高比例也让人产生怀疑，因为验尸之前是不可能确诊的。阿尔茨海默病的病因至今不明，并且由于其病例少，直到 20 世纪它才被诊断。今天，大多数美国人活过了 65 岁，所以我们才看到越来越多的阿尔茨海默病病例。治疗结果平均只能延长大约 19 天的寿命，尽管这可能没有减低病情的严重性。

阿尔茨海默病如此可怕,它已经成了记忆力丧失的同义词。幸运的是,记忆力丧失和痴呆(不能清晰思考)的主要病因,都是可以治疗的①。痴呆最常见是由血管因素所导致,脑供血不足会导致痴呆症状的出现。营养不良是另一个常见原因,因为有些老年人不能够正常进食,或者无法像年轻时那样从食物中摄取足够的营养物质。心情压抑也是记忆力丧失和意识糊涂的一个重要原因,它比阿尔茨海默病更常见,其症状与阿尔茨海默病相似,有时会被误诊,并且如果不及时治疗,常常会导致永久性大脑损伤。同样地,酒精诱发的痴呆也是这样。所有这些病情是可以缓解或者逆转的。这一类病情和年老有关,但是并非由年老引发。

衰老状态和记忆力丧失常常发生在那些不再锻炼心智的人身上。有些人直到生命尽头其思维仍很敏锐。一名法国新闻记者,采访到当时世界上最老的人克莱门特(她至少有 112 岁了),说希望在明年她生日时见到她。克莱门特回答说:"我觉得没有什么不可以的,你看上去够健康的啊!"伯恩斯也一样,他在 98 岁的生日派对上也同样能跟宾客开玩笑。

有证据表明,大脑在一生中可能会长出新的神经元。也就是说,你可以教一只老狗玩新的把戏。一颗放任自流的心很快会失去获得和利用信息的能力。一旦机体从工作状态退休,心智通常也会放一个终身长假。没有必要去担心什么细节,周末不再需要安排什么大事,也不需要为了第二天的工作而做心理准备。情况通常会变得更糟。很多老年人离群索居,只有从电视机那令人麻木的光亮中获得安慰。他们不能阅读,因为视力退化了;他们不能去社交场合,因为缺乏交通工具。如同身体需要锻炼才能保持健康一样,我们的心智也需要刺激来维持正常运转。即便是一个年轻人,如果放在和老年人一样的境遇中,他的思维也会变得迟钝的。

一颗变老的心在接受刺激后,能通过创建新的网络来储存和接受信息,就像一颗年轻的心。我们要保持一种无限的学习能力。很多人惊讶于这个事实,坦白地说,是因为我们在日常生活中看到这样的例子实在是太少

---

① 另有观点认为,脑萎缩是主要病因,无法治疗。——译者

了。我们所见到的老人不仅在生理上退休了，而且在心理上也退休了。这是一个社会性的而非生物性的论题。偶尔，我们也会听到一些令人感兴趣的故事，比如90岁的老人大学毕业了。最近秘鲁出了一条新闻，一位102岁的老奶奶报名参加国家文化项目，她的终生目标就是学习怎样读书。这些都是非同寻常的个人做出了一些很平常事情的例子。我们都具备这样的能力。不过，一个伟大的人，会为了学习而学习。

学习一种新的语言，10年后再学习另一种新的语言。脱离计算器去算你的账本。用右手画一幅非常复杂的图画，再用左手去尝试，并且坚持练习直到你能很熟练地使用左手之时。学着去玩桥牌或者其他对记忆要求很高的纸牌游戏(越社会化越好)。写下你的人生故事。继续不停地尝试各种可能。65岁之后，每10年学习一种语言有什么用呢？你的退休金并不会涨，你也不会得到一份翻译家的工作，甚至你也不能去你所学语言的那个国家。但是学习一种语言，或乐器，或是其他任何一种技能，能够让你长久地拥有一颗健康的心。你不会变得更聪明，但是可以减缓自然的记忆力衰退。最健康、年龄最大的老人拥有这种心态，他们不用三思而后行，只管终生不停地形成新的神经元。他们也因此得到了奖励，那就是健康和敏锐的心智。

我们也不要忘了智慧。有些记忆可能会褪去，但是智慧却只有在多年经验中获取。正如雨果所写的那样："如果通过年轻人的眼睛去看，你会看到一簇火焰。如果通过老者的眼睛去看，你看到的将是一盏灯。"

变得僵硬：

活力和衰老

民间吉他手沃森在今天依然是最好的"手指奏法大师"之一。出生于1923 年的他虽然不能像从前一样长时间地演奏,但是仍然不能否认他对吉他的精通。我在 2001 年一场音乐会上曾看到过他。除了演出曲目减少之外,他的演奏技巧似乎并没有在年龄面前妥协。

衰老包括身体各部分的缓慢损耗,你不可能停止也不可能逆转这一过程。没有人愿意看到这些。然而,衰老的过程并不一定影响日常生活。健康的老年人可以散步、购物、烹调、打扫卫生。他们也可以打打棒球,虽然不是很专业。至于沃森,虽然他不能再一晚上演出好几个小时,一年中演出 300天,但是他可以完成 100 次 90 分钟的演出,而且保持不俗的水平。

说起衰老,人们似乎会分成两大阵营:一些人相信衰老可以逆转,变得僵硬、虚弱是你自己的错,因为你不认为自己"年轻"或者缺乏锻炼;另外一些人则认为年老注定会起皱纹,会死掉。前一种观点是彻头彻尾愚蠢的。所有的动物年纪大的时候都会变得迟钝。不考虑猫和狗在变成一只老猫、老狗后对它们自己来说意味着什么,狗和猫——世界上少数两种免于饥饿和食肉动物威胁的动物——也会以几乎与人类完全相同的方式衰老。对于后一种观念正确与否,沃森就是一个正面的证明:老人不一定会变得僵硬而虚弱。

如今,抗衰老事业和研究正如火如荼地展开。那些在"二战"后生育高峰时期出生的人(其中一些还拥有巨大的财富和政治影响力),都已年过半百。但即使随着现代科学的进步,能够延长生命的概率也还是很低的,除非你是一只寄生虫或是一只果蝇。人体的绝大多数部位都要比这些生物复杂得多，因此我们几乎不可能从那些充斥市场的抗衰老药物或者指导中获益，它们充其量能让我们保持一种天真的乐观，甚至还会让我们受骗抑或对我们造成伤害。权威科学家都认可将来会出现一种医学研究成果，可以减慢年老造成的身体退化，甚至可以延长人的寿命（目标暂定在 120 岁）。但是，与那些保健产品及养生法销售商所声称的相反，科学至今尚未在这方面做出过什么。现在，所有承诺可以使人变得年轻——皮肤不会衰老，器官保持功能，免疫系统不会衰弱，性冲动不会减退等——的书籍、药粉和药片，都是完全错误的。我们被误导，怀揣着过多的期待，最后都被彻底地欺骗了。这包括激素疗法、抗氧化物，以及所有那些抱着"美好想法"的研讨会。消除皱纹并不等价于变得年轻。年龄逆转不过是减肥和塑形的委婉说法。

你能做到的最多就是尽可能长时间地保持健康的状态。衰老必然会发生。僵硬、虚弱、性冲动减少，这是与衰老相伴的三种生理状况，但它们并不是由衰老造成的①。身体锻炼和合理饮食，虽然是很传统的方法，但能够尽可能地推迟这个"悲剧三重唱"。

活力与年老无关，它更多的是一种良好的状态。一个 70 岁的健康人和一个 30 岁的不健康人在生理上没有什么差别。但是，一个 70 岁的不健康人就很糟糕了。在性方面也是这样。吸烟、肥胖或者由于其他原因而身材走形的人，在他们 30 岁的时候，会比一个 70 岁的健康人更难实现或者维持生理勃起。事实上，在美国大约有 3000 万男性遭受不同程度的性功能障碍（比阳萎更精确的一种委婉描述），这些男性大约一半都是四五十岁，而且通常都伴有糖尿病或者循环系统疾病。对于女性，锻炼也会更好地保证生殖系统的血液流动，这样就会有更佳的性快感。（女性在晚年性行为减少通常是因为缺少伴侣而不是由于自己健康方面的原因。）

怎样才能避免成为一个 70 岁的不健康人呢？斯坦福大学医学院的衰老研究专家博茨将衰老的过程比作运动员在巅峰期后其优势缓慢失去的过程。博茨发现，如果运动员能够尽可能地保持健康，那么他们的成绩随着

---

① 另有观点认为，这些都是退行性病变，与衰老密不可分。——译者

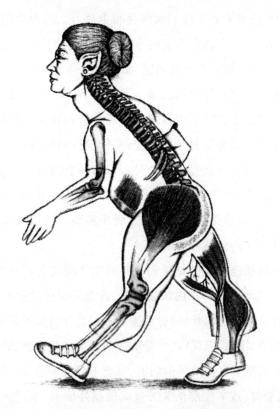

医学可能会让我们活过 100 岁,但人体准备好了吗? 我们需要一个重大的转变:膝盖后弯以减缓退化,增强肋骨以更好地保护器官,前倾身姿以减轻脊柱的压力,增厚椎骨和关节间的填充物,降低身高以防跌倒,让骨质增厚,以更大的耳朵来更有效地搜集声音,让眼睛更加锐利耐用,生成更多动静脉瓣膜以更好地泵血和清除血管通路中的脂滴,还有很多。

年龄的增加以每年 0.5% 的速度下降。如果你保持健康,那么到 70 岁的时候仍可以保持 90% 的活力。这还不错。但是如果你不能够像运动员那样保持健康,那么每增长 1 岁,你的活力就会减少 2%,甚至更多,等到 70 岁的时候,你就只剩下 30% 的活力了。博茨承认这个数字有点模糊,但是他关于活力减少这一概念是个很有教育意义的例子。博茨认为,那些在六七十岁时看起来就很衰弱的人,那些满脑子都是陈词滥调,因而不断加深我们对于衰老误解的人，已经失去了他们大部分的生命力。活力会随着不合理的饮食、不积极的运动、压力和忧伤消沉等原因逐年慢慢消退。至于记忆力和学习能力的减弱，这不是一个生物问题，而是个社会问题①。

你不可能再获得年轻时候的活力了，但是在 40 多岁时，如果你的健康状况不是那么理想了，还是可以通过锻炼和合理饮食重新获得一个 40 岁的健康人的活力。这并不是年龄的逆转，你仅仅是恢复那部分因为不运动而损失的活力而已。一条打了 2 个月石膏的腿会因为不活动而萎缩，锻炼可以让它恢复正常，但并不是这条腿变得更年轻了。僵硬、不灵活可以在任何年龄降临，也可以在任何年龄远离。骨质脆弱也可以在任何年龄通过锻炼和食用含钙丰富的食品而缓解。

关节炎和骨质疏松症都是疾病，并不是伴随变老而发生的自然过程。骨质疏松症与钙元素从骨质内滤除有关，这是可以通过锻炼和钙的补充来预防的。关节炎是因为软骨(软骨是覆盖并衬垫于骨末端的保护性结构)的逐渐损耗造成的。软骨损耗以后，骨头之间便会产生摩擦，这时就会出现剧烈疼痛。关节炎通常有很明显的病因:反复不自然的活动、因运动造成的损伤、不正确的姿势，或者肥胖给关节造成的额外压力，不过这个病通常具有遗传性。美国国立卫生研究院的一项研究表明，坚持锻炼并且每天喝 2 夸脱水，可以大大降低患关节炎的危险，如果已有骨质疏松，也可以使症状最轻化。

就像在本书第四部分所说的，抗氧化剂并不像它声称的那样是使你年轻的灵丹妙药。人类生长激素或者脱氢异雄酮(DHEA)的注射会带来一连串的副作用，而且注射能达到的最好效果便是所谓的"不衰老"，这和锻炼能产生的效果是一样的。那些"想象年轻"的昂贵的培训班也不过是在鼓励你去锻炼。其实锻炼才是最实际的方法。喝水、散步、舒展身体，这些真正有效的灵丹妙药很便宜，它们不仅可以使你远离僵硬，还可以让你在抗衰老药物的过分宣传面前不至于迷失方向。

---

① 既是生物问题，也是社会问题。——译者

疾病也会变老：
衰老和疾病

有一句古老的笑话是这样说的：活到 100 岁的诀窍就是活到 99 岁。99 岁和 100 岁差得并不远。一旦你过了 80 岁，你患癌症的可能性就大大减少。85 岁以上的人很少患心脏病。所有健康方面的主要障碍都在 90 岁时被一扫而空。活到 90 岁，你就赢了。年龄的增长并不会导致疾病，对身体的滥用才会致病。照顾好自己，你就很有可能经历一个没有疾病的衰老过程。

哈佛大学医学院的皮尔斯正对百岁老人进行一项研究。他发现，在他所研究的百岁老人中，超过 30% 的老人说他们身体状况非常良好，就像他们刚刚 70 岁一样。超过 40% 的人觉得自己很健康，20% 的人觉得自己身体不错，只有 2% 的人比较虚弱。他们之中大多数没有家庭医生，也认为自己不需要。皮尔斯认为，我们所有人都有活到 90 岁的基因，只不过这些百岁老人可能早期在抵抗疾病方面有些基因优势。

衰老本身并不是疾病，而是生命的自然过程。一些人更容易遭受妨碍他们长寿的疾病并陷入不良境况。影响人体健康的三大疾病是心血管疾病、癌症和卒中，它们大多会在 30 到 60 岁时发病，也都和基因存在一定关系，但关系不大。所以，即使你父母中一位因为某种疾病而过早去世，你也不要认为自己注定会死于同样的疾病。尽管事实上的确有几种基因异常会在成年时导致几种特定的癌症或其他疾病，但通常是生活方式（如饮食、锻炼、受毒素侵害等方面问题）带来疾病。

影响长寿的主要因素是嗜烟、酗酒和一些不计后果的鲁莽活动，如跳伞、接触到有毒化学物质的工作环境、长年进行高强度的体力劳动和肥胖。如果你可以避免这些，就能极大地提高健康地活到 90 岁甚至 100 岁的机会。其他因素包括锻炼和饮食。每天坚持锻炼可以降低脉率,加强肺功能,促进血液循环,这些都是可以使你远离某些疾病的关键因素。富含蔬菜、纤维素、低脂食品以及非动物蛋白的饮食,也可以极大地降低你患上面提到的三大疾病的风险。不同种类的蔬菜保证身体能够摄取各种必需的维生素和矿物质。纤维素能增强细胞功能,帮助代谢物正常排泄。脂肪堆积会导致心脏病发作和卒中,低脂食物可以保证血液循环通路的畅通,不产生脂肪堆积。大量的动物蛋白(如牛肉和猪肉中的动物蛋白)会将钙元素从骨中滤去,使骨质易碎。但是,适量食用肉类是有益的,素食主义者并不比稍微吃点肉的人更长寿。

老年性耳聋是指年纪大时的听力丧失。中耳内可以随外界声波振动的听小骨,在60岁以后开始明显地出现功能衰退。高频音调听力的减弱可开始于30岁,低频音调听力的减弱可到60岁才开始出现。男性听力的衰退速度是女性的2倍多。但这些并不意味着你会完全失聪。听力丧失是不可避免的,但是你可以有效地保护它。最重要的一点就是避免过大的噪声。听觉方面的专家说,年轻的一代,从孩子到青年,都将会在他们50岁时遇到听力问题。罪魁祸首就是噪声——耳机中的噪声,酒吧和音乐会上的噪声,无数汽车、割草机、鼓风机和其他现代工业化社会中无处不在的能源设施发出的噪声。有证据可以表明这一点。已经有医生声称大多数男性在他们40多岁的时候听力已经下降到了60多岁人的水平。希望自己会在变老之前死掉的The Who乐队的汤塞德,他现在塞着两个助听器耳塞,就像其他数不清的在生育高峰年代诞生后登台的音乐人一样。

眼睛也会受到损伤。几乎每个人在40岁以后都会对聚焦近处物体感到困难,70岁时候会觉得读报纸的纤小印刷字有困难。眼睛的不良状况会影响我们的生活质量,但幸运的是,这是可以预防的。健康的身体是很重要的。美国的糖尿病发病率持续增长,与糖尿病有关的青光眼和视网膜疾病也不断增长,如果不治疗的话,它们都会在早年使病人失明。高血压也可以加重眼睛的压力,使视网膜中的血管功能减弱。就像听力一样,视力减退是和糟糕的健康状况相关,而不是年龄的增长。

　　因衰老而自然死亡或许是离开这个世界的最好方式。如果你已经活到了 100 岁,这意味着你差不多终生都保持健康的身体状态。确实,100 岁看起来很神奇。在我看来,更神奇的是 114.16 岁[①],这意味着你已经活了 100 万个小时啦!

---

　　① 应为 114.07 岁,作者计算时未考虑闰年。——译者

2150 年我们再相会：

寿命的长与短

现代医学技术确实非常伟大,不是吗? 我们已经彻底击溃了很多恼人的疾病。器官移植、肢体移植也变得司空见惯。癌症可以治愈,曾经的绝境可以逆转。甚至连一个月没有什么重大医学突破都可以成为头版头条。然而,迄今为止,人类真的增加了自己的寿命吗? 也未尽然。这是对衰老最大的误解之一,其实我们并没有活得更久更长。人类最长寿命 10 万年来就没有再增长过,并且最大上限一直保持在约 120 岁。

产生这种疑惑的原因在于"预期寿命"这样一个术语,即一个国家的国民在一段时间内的平均寿命。我对自己寿命的"预期"远长于我们国家的预期寿命。现在美国的预期寿命为 72 岁,在 1900 年为 47 岁,而 1776 年建国时却只有 35 岁。在罗马时代,人类的平均寿命也只不过 25 岁。但是,数据是会骗人的。希腊哲学家苏格拉底就活到了将近 90 岁,而且是被处死的。公元 4 世纪,许多早期的基督教牧师也都活到了 90 多岁,圣安东尼更是活到了 105 岁。米开朗基罗在 89 岁时还在雕刻一尊"圣母怜子像"。富兰克林 84 岁才去世。不少美国土著酋长也都活过了 100 岁,包括约瑟夫酋长和红云酋长(红云酋长 100 岁时还在一次车祸中断了腿,最后在 111 岁时死于肺炎)。

预期寿命是一个平均数,下列因素也都统计在内:所有在周岁前就夭折的婴儿,所有在战争中牺牲的青年,所有因为疾病没能终老的人们。罗马人非常好战,所以预期寿命对他们来说毫无意义。美国建国初期,婴儿死亡率非常高,甚至 1/9 的儿童过不了 1 岁生日。1900 年,儿童和成人一样主要死于一些我们现在已经可以控制甚至完全消灭的疾病:麻疹、脊髓灰质炎、天花、痢疾和其他以水传播的疾病等等。这些因素的共同作用导致了整体预期寿命远远低于今天的标准。罗马人并不是在25岁左右就死亡了,他们可以活到90岁、80岁、20岁,或者2岁。把所有这些年龄作一下平均,你就得到25岁。

世界上最高的婴儿死亡率和最低的预期寿命都在中非。在某些艾滋病盛行的非洲地区,人们的预期寿命也只有25岁左右。然而,部分乌干达的当地女性逃过战争,躲过那些夺取她们同胞生命的疾病,然后活过100岁也算不上什么新闻。由此可见,现代医学在延长寿命极限上并没有起多大作用。

也许另一个有关寿命的数据更有说服力,那就是成年人寿命。在美国,一个男婴的预期寿命是72岁。如果他能活到35岁,他的预期寿命将是78岁。如果他活到65岁,那么预期寿命告诉我们他还可以再活20年左右,也就是活到82岁。就各国而言也是如此,预期寿命在人们活到成年和中年以后就会变得平稳。也就是说,几乎世界上所有超过65岁的人都很有可能可以再活10年左右。总的来说,日本是公民寿命第一长的国家,紧随其后的是冰岛、法国、瑞士和德国。日本冲绳县百岁老人的比例世界最高,这要归功于积极的生活方式和低卡路里的饮食,他们以蔬菜、米饭、水产品为食,偶尔也吃几片猪头肉。

有些科学家认为,19世纪以前没有人活到过100岁,1000年以前没有人能活过50岁。这些观点显然是不正确的。除去那些有明确记载长寿的著名人物,一些"普通"人,像农民、木匠、水手也有活到能看到他们曾曾孙的年龄。事实上,今天生活在意大利撒丁岛和高加索山区的人们都能健康地活到100多岁。如果这些人可以在没有现代医疗技术的情况下活这么长,那我们可以推测他们的祖先在1000年以前也极有可能有着同样的寿命,因为他们当时的生活方式一直保留至今。高加索某些地区的百岁老人比例是1:140,而美国则为1:5099。(当然,数据可能会夸大。在达能酸奶广告里的那些老人明显谎报年龄。比如在年轻的时候夸大年龄逃避参加对俄战争,或者给自己的年龄加上个 20 岁来让自己出名。)

那么,我们到底能活多久呢?在《创世纪》中,亚当和他的子孙们可以活好几百年。玛士撒拉是活得最长久的,享年 969 岁。显然,这只是民间传说。但有趣的是,上帝在《创世纪》中嫌罪恶的人类活得太久了,所以给人们制定了 120 岁的上限寿命。而这一数字又正好符合有现代记录以来人类寿命的最大值。现在也确有一些女性活到 120 岁,法国的克莱门特保持着世界最长寿纪录——122 岁。我们再次引用《圣经》,大卫王在《诗篇 90》中这样感叹生命:"人人都能活到 70,强壮者能活到 80。"这里提到的并不是 120 岁,但 70 岁到 80 岁的年龄对于一个充斥着战争和瘟疫的世界来说,已经算是不错的了。这一点又强烈地暗示着我们:长久以来人类的寿命并没有延长多少。

斯坦福大学医学院的博茨博士等这些研究长寿的专家们认为,21 世纪末大多数人可以活过 100 岁。而哈佛大学公共卫生学院的皮尔斯教授则相对保守,他这样表述:每个人应该都有活到 85 岁的基因,如果行为得当,活到 95 岁应该不成问题。此外,加州大学欧文分校的罗斯教授也预测,修改基因可能让我们活到 300 岁。虽然没有证据来支持罗斯的预言,但思考一下那 300 年的生活会不会快乐倒还是很有意义的。(在欧洲,75 岁的老人在老年大学课余时间无所事事所带来的社会影响将会成为一个挑战。)

20 世纪之初,各发达国家基础卫生条件的改善和干净饮用水的提供大大提高了预期寿命,大概在 50 岁左右(有史以来这一数据大都保持在 35 岁左右)。"二战"以后,婴儿死亡率的显著下降,使得日本预期寿命居世界之首。20 世纪中叶,抗生素和疫苗的应用将预期寿命增加了 15 年。20 世纪 70 年代以来,外科手术和医药技术的发展又使预期寿命延长了 10 年左右。如果能把心脏病、癌症和卒中这几大"杀手"消除,就能再延长 15 年,那么届时人类的预期寿命将达到 95 岁。

如果抗衰老的科技能有一个革命性突破,那么活到 120 岁将变得不那么遥不可及。一个可行的方案是通过某种手段延缓衰老的速度,比如采用基因手段或热量控制手段,这些手段已经成功地延长了小白鼠的寿命。但是,人类毕竟不是小白鼠,科学家认为,要真正了解我们到底为什么会衰老、如何衰老,还需要一定的时间,更别提研究出控制衰老的手段。目前为止,还没有长生不老药,即使现在常用的激素疗法也不能增加人类寿命。虽然激素疗法能增加人的精力和持久力,但其副作用尚未明确,其实多做运动比激素疗法效果更好。所有那些所谓的抗衰老药物——从鹿茸粉、抗氧化剂到人类生长激素,这些在柜台上都有售——都不是什么好药。那些大众保健书籍和医药杂志推荐的乐观的心态和积极的思维等也未必能减缓衰老。如果青春永驻只是简简单单地思考问题,那么动物们就不该出现衰老的迹象。而事实上,家养的狗、猫其衰老方式基本与人类无异。

男性和女性之间的衰老差别越来越小,如果这一点能给媒人们一点安慰的话。粗略地看看养老院里的老人们,你也许会认为女人活得比男人长。但这一现象与其说是生物原因还不如说是社会原因。随着越来越多的女性进入职场,占据了一些传统意义上由男性掌控的职业,她们渐渐失去了宝贵的长寿地位。美国男性和女性之间的预期寿命差距在过去的 20 年间大大缩短了。在某些发展中国家,男性早已在长寿赛跑中轻松领先(主要原因是女性在生育和长年辛苦劳作中死去)。人口统计学家预测,发达国家男女的预期寿命将在 21 世纪持平。现在这种预期寿命的平衡在高龄老人中已经很明显了。在美国,男性占了 100 岁以上高龄老人的 20%,但到 105 岁以上时,男性就占到了 45%。

现在,让我们借用一句马克·吐温的经典讽刺,我们对长寿的报道可能将事实严重夸大了。虽然许多医生都认为越来越多的人会在未来 10 年中活过 100 岁,但美国和其他发达国家的总体预期寿命可能将达到一个峰值,甚至开始下降。令人担忧的是,现在绝大多数年轻人并不健康——他们吃得太好,习惯久坐,所以他们非常肥胖,难逃糖尿病、心血管疾病、癌症和卒中的魔爪。这些疾病都是发达国家国民的头号杀手,随着不断增长的腰围,越来越多的人正面临着死于这些疾病的威胁。

事实上,在预期寿命方面美国并没有处于领先地位。美国人口普查局国际项目中心的数据显示,1996年出生的美国婴儿预期寿命是72岁。这一数据至少要比日本、新加坡、加拿大、以色列和大部分欧洲国家少2岁。但是,俄罗斯的情况则更糟糕,其男性的预期寿命只有59岁左右。有趣的是,俄罗斯的预期寿命在20世纪60年代曾超过美国。看来一代人确实能发生很多差异。俄罗斯人的首要死亡原因是心血管疾病,紧随其后的死亡原因是意外事故和暴力。伏特加酒通常是一个重要的潜在因素,大大地缩短了预期寿命。俄罗斯人均每年消费的酒精饮料居世界第一,达4.4加仑。俄罗斯经济不景气、国际地位下降等因素也加剧了预期寿命的缩短。美国的预期寿命也会跌到俄罗斯的程度吗?富含脂肪的食品和缺乏体育锻炼会不会和俄罗斯的伏特加酒产生同样的效应?虽然我们没有必要描绘美国的未来,但我们能够确定的是:虽然目前美国的预期寿命还高于平均水平,但只要一代人的时间就能在更好或更坏之间发生巨变。

研究还在继续：
寿命与基因

美国"婴儿潮"时期出生的孩子们现在已经开始进入老龄阶段,头发开始花白,眼角也出现了皱纹。抗衰老药物和保健书籍的销售也出现了空前的高潮。这些人已经极度害怕衰老,他们通过金钱、政治立场来影响国家资助的医学研究。所以在美国,研究长寿基因的实验室随处可见,即便这些研究根本没有取得任何成果。

长寿基因果真存在吗？没人能肯定。一些仍健在的百岁老人在他们90多岁的时候还有兄弟姐妹,然而更多的百岁老人早就失去了兄弟姐妹。所以长寿与基因之间并没有明显的关联。许多科学家认为有一组基因控制着人体衰老的速度,这一点引起了激烈的争论。所谓的衰老较慢的人应该就是那些在80岁的时候不显老,90岁的时候还能跑马拉松,100岁的时候还能打高尔夫的人。根据基因理论,这些人的长寿基因应该在他们的4号染色体内。现已明确的是,我们的基因在维持生命方面确实存在作用,某些人天生就具备抗癌和预防心脏病的基因。这些人自然就有更大的可能性活到高龄。

即使这样,大家也大可不必为没有优质的基因而感到不安。研究衰老的著名专家海佛列克和其他专家都认为,后天因素比先天因素对寿命的影响更大。换句话说,对于大多数人来说,运动和健康的饮食——比基因对长寿的影响大得多——会让你走上长寿之路。海佛列克认为,基因对衰老没有直接影响,因为人类到达成年以后衰老的速度是不同的。反而言之,人们从婴儿期到性成熟年龄基本一致,几乎在同一年龄达到青春期以及各种认知里程碑。基因对机体成长的影响主要在25岁之前,但在衰老方面似乎没有进一步的影响。此外，海佛列克还认为，基因具备延缓衰老的作用并不是自然选择的结果，也没有在进化中从一代遗传到下一代。我们身体的作用只是繁衍并照顾好我们的后代。假如是基因让一个人活到100岁，那么这对基因本身的延续并没有任何好处，因为基因在让人活到30岁繁衍后代后就已经得到了延续，所以进化不会倾向于留下延缓衰老的基因。

新英格兰百岁老人研究创立人、哈佛大学医学院的皮尔斯是一位正在寻找长寿基因的科学家。1997年，皮尔斯主持了一项百岁老人兄弟姐妹的配对研究，对比了全球百岁老人和他们90多岁的兄弟姐妹的基因，希望从中找出他们之间的基因相似性。他的这项研究是基于著名的丹尼斯·吐温研究，丹尼斯·吐温的研究结果显示人类长寿的原因中只有30%是基因因素。但是，丹尼斯·吐温只把80岁以上的老人作为研究样本。皮尔斯的研究对象年龄要大得多，有90多岁，甚至100多岁。只有在非常老的老人身上——用他的话来说是"超级明星"、"长寿赛场上的乔丹"——我们才有可能发现基因影响的痕迹。2001年8月，皮尔斯宣布他的研究有重大突破。他和他的同事们建立了一个商业投资项目叫做"核心衰老基因项目"，旨在鉴别衰老基因，寻找基因疗法，希望能够让所有人都能从百岁老人抵抗疾病的基因中获益。公司的名字显得有点费解又非常前卫，相信它会取得成功。

为了了解基因是如何延缓衰老，从而真正让人活得更长久，而不只是抗癌、预防心脏病，则可能的研究方向是研究细胞的最大分裂次数。20世纪50年代，当海佛列克还是费城威斯达研究所一个新研究员的时候就发现，在整个细胞培养群死亡之前，细胞在试管中只能分裂有限的次数。他最终发现人类细胞在培养皿中能连续分裂约50次，然后开始放慢速度，最后完全停止分裂。这种分裂上限被称为海佛列克极限。老鼠细胞的海佛列克极限约为30次。老鼠也只能活几年而已。人类细胞的海佛列克极限约为70次，而人类有记录的最长寿命为122岁。那么，是什么让细胞停止了分裂？可能是由我们染色体上一个叫端粒的小帽子决定的。当细胞分裂时，染色体会自我复制。新的染色体上也有端粒，但新的端粒比原先的要短。如果再分裂一次,那么端粒就更短一点。在几十次分裂之后,端粒几乎就没有了。至此,细胞开始减缓分裂速度,渐渐停止分裂,然后死亡。某些科学家相信,能活过100岁的人们体内可能含有一种特殊的基因帮助重建端粒。这种想法还无法找到相应的理论依据。到目前为止,医生们还不知道我们能通过做什么吃什么来增大海佛列克极限。即使我们能够增大海佛列克极限,也没有证据表明延长细胞寿命能在整体上延长人体寿命。

皮尔斯和其他研究者发现,那些非常长寿者的共同点不是他们的基因修复能力或端粒大小,而是他们都有一种健康的生活态度。百岁老人们都能够积极地面对生活。几乎他们中的每个人都有非常积极的生活方式,他们几乎并没有真正意义上的退休,他们还做各种家务,甚至还要旅行。他们也都从年轻的时候就养成了健康的生活方式,适度饮食,每天锻炼,如散步、骑车上班、爬楼梯、喜欢锻炼体力和脑力的各种电动小玩意。事实上,没有一个百岁老人是肥胖的。是的,他们的有些行为似乎是破坏健康的,但吸烟、饮酒并没有影响他们的寿命。(一个烟草商曾想让丹麦一位105岁长期吸雪茄烟的老人作为代言人,但他拒绝了。我不敢想象这样的广告:"香烟:对人们无害!")但也许生活态度才是真正的青春之源。这不是身心的修复或者乐观的情绪,相反,是那些百岁老人终其一生无意识但谨慎地对待健康的态度。他们认为保持健康和活力是一件自然而然的事情,因而他们能够自然而然地做那些使他们保持健康和活力的事。

第三部分

足以让你生病

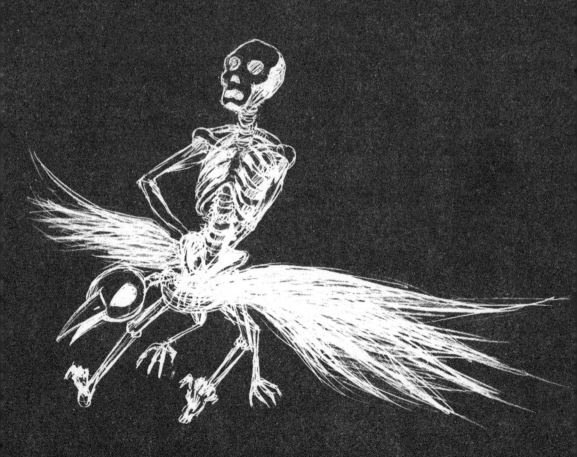

当你阅读那些保健书籍时要小心，你可能因一个印刷错误而断送性命。

——马克·吐温（1835—1910 年）

19 世纪末期，在历经千百万年茫无头绪的探索之后，人类终于弄清了大多数疾病的性质。现在人类仍然很迷惑，但是比起以前来好多了。我们现在知道，病毒和细菌是引起大多数传染性疾病的根源。朊病毒是新近发现的一种神秘的准生命形式，它是引起疯牛病和其他脑部疾病的潜在原因。放射线和某些化学物质能够导致人类 DNA 突变，使机体做出愚蠢的事情，如产生肿瘤细胞。一个世纪以来，随着微生物理论的建立，研究工作是卓有成效的。然而，我们对某些疾病的存在形式、原因和治疗仍存有疑惑。

鼠疫仍然存在！
中世纪的黑死病

　　黑死病没有重蹈中世纪大暴发时的覆辙。据美国疾病控制与预防中心报道,今天全世界每年有几千例鼠疫发生,这其中包括美国每年平均发生的 20 例。鼠疫是受世界卫生组织国际卫生条例控制的三种疾病之一。如今,影响成千上万人的鼠疫也有突然暴发的可能。人类并没有能力抵制鼠疫的暴发。人类所能做的只是加强对疾病的控制和提高病人的生存率。正是由于抗生素的使用,使得 85% 的受感染人群能够存活下来。

　　臭名昭著的黑死病于 1347 年至 1352 年大肆流行,导致中世纪欧洲 2500 万(约占总人口的 1/3)感染此种疾病的人死亡。这次暴发始于蒙古,并于 1330 年传播到中国的贸易港口,它在传播到欧洲之前已经导致亚洲 3000 万人死亡。商船上的老鼠把疾病传到意大利的海港,然后开始传遍整个欧洲。其实,这次鼠疫暴发并不是第一次。早在人类起源之初,鼠疫就已经存在,尤其在罗马帝国灭亡之后的那次鼠疫暴发,同样具有毁灭性的影响。事实上,罗马在其辉煌的帝国统治时代,就至少经历了 10 次鼠疫的流行。

　　淋巴腺鼠疫、大瘟疫、黑鼠疫、黑死病等,都是这种凶险疾病的代名词。感染这种疾病的人可在一周内死亡。病人常常会出现高热、精神错乱及淋巴结肿胀(称为炎性淋巴腺肿)。肿胀的淋巴结很容易受损,常常通过破开的伤口突出体表并渗出液体。病人全身满布黑点,手指和脚趾会因坏疽(即血流中断导致的组织坏死)而变为黑色。鼠疫的这三种主要发病形式影响身体的区域稍有不同,但都是由鼠疫耶尔森杆菌引起的。这种细菌是由寄生在啮齿类动物身上的跳蚤传播的,其中最常见的啮齿类动物是鼠类。纵观历史,鼠疫真可谓是老鼠的一大负担,鼠疫杆菌在寄生于老鼠体内的跳蚤的肚子里世世代代存活下来。感染鼠疫杆菌的跳蚤有时会咬伤人类或人类的宠物,如小猫、小狗。当啮齿类动物与人类密切接触,或者尤其是当大量的鼠类相继死亡、跳蚤急于寻找下一个动物宿主的时候,这种情况经常发生。

狗类似乎不用害怕,它们的免疫系统可以抵抗这种疾病。人类和猫类就没有这么幸运了。一个人直接被受感染的跳蚤咬了一口,或他处理了一只死了的感染的动物(如猎人清理刚刚死去的松鼠或兔子),或是吸入了咳嗽的病猫的飞沫,再或者接触了另一个感染者的体液,都会感染鼠疫。最后一种情况是最不可能发生的,因为根据疾病控制与预防中心的报道,发达国家自 1924 年起就再没有发生过人与人之间传播的鼠疫。但不管怎样,人与人之间的传播在重大鼠疫流行期间还是应该引起足够的重视。

公元 6 世纪,第一次席卷世界的鼠疫大流行开始于中非,导致地中海及其周边地区几千万人死亡。中世纪的鼠疫在它流行的前五年最为致命,但有些历史学家认为它在这之后又持续了几百年,常常悄无声息地毁掉整个村庄。最近的一次鼠疫大流行始于中国北部,在 1894 年袭击了香港和广州。鼠疫通过这些繁华的港口地区迅速扩散到其他大陆,到 19 世纪末,已经导致几百万人死亡,单在印度就有 600 万人死亡。这次瘟疫不知不觉间又将鼠疫耶尔森杆菌带到了非洲和美洲的部分地区,而这些地区先前被认为是没有发生过鼠疫的。鼠疫杆菌在当地跳蚤或啮齿类动物聚集地生存下来,并成为了我们现在所面临的鼠疫小暴发的根源。

科学家们认为,在欧洲和澳大利亚,鼠疫杆菌目前已经消失了。在北美,在美国西北部和大平原地区,北至不列颠哥伦比亚和阿尔伯塔,鼠疫杆菌在寄生于啮齿目和兔形目动物(兔子、松鼠,更主要的是老鼠)的跳蚤身上仍然存在。大部分人类病例发生在新墨西哥州北部和亚利桑那州北部的美洲印地安人居住地区。1924 年,美国洛杉矶鼠疫引发了最后一次城市大流行,导致 33 个受感染者中有 31 人死亡。为控制疾病传播,洛杉矶曾一度封城。

　　大瘟疫在休眠吗？它会从睡梦中苏醒，再次导致数百万人死亡吗？是的，尤其会在发展中国家比较拥挤的城市。关键问题在于，鼠疫发展迅速，一周之内就会导致病人丧生。尽管有治疗手段，但是病人需要非常及时的医疗救助。尽管也有预防性疫苗，但其有效性还没有得到最后论证。而且，疫苗数量有限，也不大可能分发给每一个人。如果发展中国家发生鼠疫，而发达国家没有及时采取应对措施，则很有可能会导致几百万人死亡。最近一次鼠疫暴发并蔓延，发生于1994年的印度，幸运的是，死亡病例被控制在了300人以内。这次鼠疫是因为当地老鼠吃了由灾难救援人员（1993年发生了大地震，1万人丧生）带来的免费食物，从而暴发流行。

　　从很多方面来讲，鼠疫是一种鼠类疾病。来自剑桥大学的两位科学家正在从鼠的角度来看待问题。基林博士和吉利根博士建立了一种模式，可

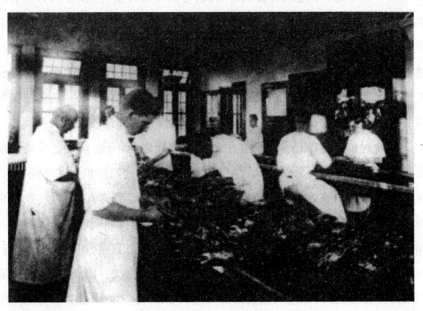

鼠疫从来没有消失过。在20世纪初期新奥尔良鼠疫流行时期，医疗人员正在检查死了的老鼠（居然没有戴手套！）。
照片承蒙国家医学图书馆提供。

以解释为什么鼠疫能够在几十年甚至上百年处于蛰伏状态。例如在伦敦，1590 年的鼠疫导致 1 万人死亡；接下来的 15 年几乎没有人死于鼠疫；到了 1605 年有 3 万人死亡；然后是平静；1625 年又有 3 万多人死亡；接着又是平静；接着在 1640 年又有 1 万人死亡。而鼠疫杆菌不会在意人类的存亡，它们会继续繁衍生息。

鼠疫折磨了老鼠几千年，有时还导致老鼠大量死亡。在鼠疫流行期间，95%以上的小家伙可能会死去，少数幸存者可以对疾病产生抵抗力。携带有鼠疫杆菌的跳蚤心满意足地寄生在这些老鼠身上，而这些老鼠是不会死的。老鼠会交配，它们的后代对这种疾病会产生天然抵抗力。偶尔一只老鼠没有这种抵抗力，它就会死去，它身上的跳蚤会跳到另一只老鼠身上。然而多年以来，越来越少的老鼠有这种抵抗力(老鼠通过自身变异来确保自己的生存)。越来越多的老鼠死去了。疾病袭击的时候，会把所有没有抵抗力的老鼠一扫而光。不过跳蚤会饿得发慌，它们需要寄生在别处。没有活着的老鼠了，它们就跳到猫、狗和人类身上。现在疾病开始袭击人类了。杀灭老鼠是没有用的，因为那样做只会让更多的跳蚤以更快的速度传播到另一动物宿主身上。基林和吉利根建议把老鼠的数量控制在较低的水平。鼠疫在人群暴发期间，对老鼠数量的过度控制只会加速疾病的流行。疾病控制与预防中心提倡杀灭跳蚤，而不是老鼠，并且建议给狗和猫使用灭蚤颈圈。

意大利作家薄伽丘曾生活在中世纪鼠疫肆虐的年代，他是这样描述鼠疫受难者的："与他们的朋友共进午餐，在天堂里与他们的祖先共进晚餐。"这是鼠疫流行的速度和严重性的写照。今天对我们而言有利的是，我们至少还知道鼠疫发生的原因。而生活在三次鼠疫大流行期间的科学家们却不知道——这也许就是暴发全球性鼠疫的原因吧。人们在认识了鼠疫耶尔森杆菌之后，大大减轻了控制鼠疫的负担。世界卫生组织对全球的鼠疫监测仍然保持警惕，任何确诊的鼠疫病例必须在 24 小时之内上报。世界卫生组织对进出鼠疫疫区的人群制定了严格的检疫措施。

在美国西南部生活的任何人都是鼠疫的易感者。黑死病是真实存在的。今天，它继续活跃着，并且影响着我们。你会很惧怕它吗？大概不会，除非你即将驻扎在新墨西哥，或者要与啮齿类动物接触，或要生病了，而你决定推迟一周去看医生。黑死病是袭击地球最严重的疾病吗？可能不是的。它在一年内最多导致500万人死亡，而1918年的西班牙大流感则导致2500万人死亡。比起黑死病来，流感大流行更可能会卷土重来。

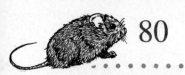

寒冷的安慰:
怎么会感冒

一向强健的芝加哥感冒了吗？那些冬天住在格林湾和布法罗的强健而倒霉的战士是否需要感冒药呢？感冒药的商业广告让人们相信了这样的神话：生活在最寒冷城市的人们，可以忍受最糟糕的感冒。冬天出门的时候没有戴帽子或围巾，你一定会感冒和发热的。把脚弄湿了，就有患肺炎的危险。其实事实并不是这样的。导致感冒和肺炎的是喜热病毒，而并非气流和暴风雪。

美国每年有 10 亿呼吸性肺炎的病例发生，这是由 200 多种类型的感冒病毒和几十种菌株引起的。不同的病毒攻击身体的不同部位，这就是为什么感冒会有头痛伤风和支气管炎的不同症状。细菌比病毒大 10 到 50倍，这样小的微生物需要在动物细胞里获得所有的东西：食物、庇护和繁殖。它们只有 10 个基因。病毒侵入到机体内，进入细胞里，利用细胞内的物质来进行复制，并且在人感冒的情况下，会随着喷嚏释放到环境中，进而感染另一个人。

因此，感冒和寒冷的天气之间有什么明显的关联吗？人们在冬季通常会待在屋子里面，蜷作一团，并把门窗紧闭。病毒在近距离、空气不新鲜的地方很容易从一个人传播到另一个人。更糟糕的是，感冒病毒的生命是极其活跃的，在冬季就更加流行。这就是自然规律所在。蚊子在夏季活跃，而感冒病毒在冬季活跃。如果感冒病毒在夏季更流行的话，我们可能会把它们与气候联系在一起，并称其为"热素"(hots)。病毒很不喜欢寒冷的天气，这就是它们来寻找人类温暖身体的原因。感冒病毒最佳繁殖温度是在 33摄氏度(91 华氏度)，这正是人类鼻腔的温度。把病毒暴露在门把手或台面上，它们会在几小时内死亡。

因此，病毒四处横行，你很难避开它，因为你不可能一直开着窗让新鲜空气进来，或者一直呆在外面。然而，你可能会认为，淋了刺骨的雨水之后就会感冒。这倒未必。如果周围没有病毒的话，不管你怎么湿透，你都不会得感冒或肺炎。淋雨之后的发热和想吐的感觉，正是机体在试图调节温度，并使出浑身解数来抵抗对身体有害的外界因素。一旦身体变暖起来，发热就会快速消失。你会流鼻涕也是同样的道理。机体的免疫系统感觉受到寒冷空气的侵袭，正在建立防御来抵抗可能的侵略者。

然而，你仍旧会说，你看过《呼啸山庄》，因而你了解难以忍受的荒野生活。人们在寒冷和潮湿的环境中会得感冒和肺炎，不是吗？天啊，你真麻烦！好吧，让我来告诉你为什么吧！

寒冷的天气会损害你的免疫系统（机体对抗病毒和细菌侵略的防御系统）。当身体处于温暖和休息状态时，它会产生白细胞和免疫系统的其他细胞来抵抗潜在的疾病。在低于冰点的天气中，机体不得不花双倍的时间使身体暖和，而不是产生免疫细胞。相反，在使你身体暖和的过程中，机体多少会降低防御，于是资源被分散了。因此，当你身体感觉很冷，而周围又有病毒时，机体可能不会像你在温暖而舒适的时候那样有效地抵抗病毒。病毒占据了上风，在你体内繁殖，产生大家所熟悉的"感冒"症状。压力通常也会损害免疫系统。压力可来源于睡眠不足、工作过累、运动过度、过冷或过热，或者来源于工作或家庭中的紧张环境。当你因为上述任何一种原因感觉快要垮掉时，就特别容易患上感冒。寒冷和潮湿正是压力的一种类型。

寒冷的天气以一种独特的方式影响机体：使呼吸道上的纤毛麻木。纤毛是细密的类似毛发的纤维，用来滤除有害物质，以及排除肺里的外来物质（比如说病毒）。寒冷的天气冲击着纤毛，这时病毒很容易进入肺中，最终进入血流。（吸烟也可以使纤毛麻木，这就是吸烟者比不吸烟者容易感冒的原因。）再重申一次，所有这些因素只是帮助病毒在机体内占得上风。如果周围没有病毒存在，即使你真的垮掉了，你也不会感冒。在南极和北极工作的科学家们,尽管很疲劳、工作受束缚,又有压力,环境也很寒冷,但他们很少感冒,因为他们周围几乎没有人来传播感冒病毒。

然而,这种神话不能成为你出门不穿得暖和的借口。体温过低会致命,冻伤可以导致手指和脚趾的丧失。当你体温降到正常体温 98.6 华氏度以下时就属于体温过低了。你见过在足球比赛中那些围着喝醉酒的、裸胸的人跳舞的疯子吗?他们中的许多人最终都进了医院,中心体温只有 90 华氏度左右。如果机体持续在那个温度大概 1 小时以上,它就会垮掉的。冻伤造成的伤害更大。严重的冻伤可使手指和足趾变为黑色。你的指头的确太冷了。当这一切发生的时候,它们不得不被截掉,以防止疾病向身体的其他部位传播。轻微的冻伤可造成神经的永久性损伤,导致手指不能像以前那样摆弄。帽子可以保护耳朵,手套和暖和的鞋子可以保护手指和足趾。这些部位是对冻伤最敏感的部位。

最有名的关于感冒的神话应该就是关于哈里森总统的了,他上任 31天后就去世了。传说他在 1841 年 3 月 4 日就职时没有戴帽子,结果就是他得了感冒,一个月以后最终死于感冒。这个传说多少有点骗人。你现在知道,在寒冷的天气里你是不会感冒的。无论如何,哈里森在就职第一天并没有得感冒。资料显示,在就职的第一个月里,他会见了很多人。到晚上的时候,他还会出去散步很长时间,并视察当地的商店。哈里森似乎是感冒了,但因为是在冬天,好多人都好像感冒了。直到 3 月 27 日,他才感觉不适,当时发热了。他在 3 月 28 日被诊断为肺炎,并于 1841 年 4 月 4 日在白宫逝世。一些历史学家认为,哈里森完全从感冒中恢复了,随后才得的肺炎。感冒和肺炎是两回事,是由两种不同的病毒引起的[①]。

现在大家知道,哈里森的确在一个潮湿的、低于冰点的天气里骑马参加了就职游行,没有戴帽子和手套,没有穿外套,作了一次 90 分钟的演讲。这次长时间激昂的演讲(据韦伯斯特说,演讲词已经准备好了,但是可能还

---

① 文中的感冒、肺炎主要特指病毒性的,临床上也存在细菌性感冒和细菌性肺炎。
——译者

不够),以及他没穿外套的风格成为了政治噱头。68岁的哈里森想向美国公众证明,他和年轻人一样健康。毕竟,哈里森的政治口号是"蒂珀卡努胜利,与泰勒合作也会胜利",这是指他1811年在印第安纳州的蒂珀卡努县和印第安人的那场著名战争。哈里森所在的辉格党把这位富有的弗吉尼亚贵族描述为一个贫穷强健的边远居民。

然而,很显然的是,那次暴露在寒冷的天气中并没有使哈里森感冒或得肺炎。白宫,像其他家庭居室一样,在冬日里满是不新鲜的空气。来访者来来去去,毫无疑问携带了大量病毒。再者,哈里森在就职前后老是握手,而手是很容易就沾染上感冒病毒的。哈里森握过这么多的手,事实上,哈里森在就职当天中间休息了一下,因为他的手实在太疼了。另一件很明显的事实是,哈里森虽然在上任后31天就去世了,但这可能并没有对他所争取的在公众心目中的强健形象造成什么不良影响。

对细菌的愚蠢之战：

所有的细菌都是坏的吗

可怜的细菌值得同情，它们就是单细胞世界里的丹格菲尔德[①]。它们以垃圾为食，使土壤变得肥沃，还可以把我们吃的食物转变为有用的维生素，然而却没有获得任何尊重。当你与大多数人谈到细菌时，他们都是绝对的顽固派。他们甚至想把2000多种细菌驱逐出境，仅仅是因为有一些不好的病菌可以让我们生病。

摆脱细菌是一种没有希望的愚蠢的尝试。细菌可能是地球上第一种生命形式，在几十亿年后太阳开始爆炸的时候，细菌也可能会是最后的生命形式。细菌生活在每一个可想象得到的角落和裂缝里：在温泉里，在火山口，在硫磺泉的下面，或者在冰冷的南极大陆。随地抓起一把泥土，你就会抓到一把的细菌。细菌统治着世界。正如古尔德最近这样写道：现在不是人类时代，也从来没有恐龙时代。我们生活在也将永远生活在细菌时代。

细菌像很小的单细胞植物和动物，它们比你体内的大多数细胞还要小。一个血细胞的直径是5—8微米；1000微米是1毫米。一个细菌的直径是0.5—1.5微米；精子很大，长度可达60微米。（病毒是最小的，直径只有0.05微米。）藻类或蓝绿细菌含有叶绿素，它们只需要阳光和水就能够生存。其他的所有细菌像动物一样需要吃东西。一些细菌以无机物为食，比如气体。大多数细菌以有机物为食，比如死了或活着的植物和动物组织。你身体内外都被细菌包围着，你应该为此而感到高兴。细菌在数量上与人体内的细胞相比大约是10:1。

[①] 丹格菲尔德(Rodney Dangerfield)，美国喜剧演员，以"告诉你，我没有获得尊重"的流行语而闻名，其扮演角色的喜剧 No Respect 曾获得格莱美奖。——译者

人皮肤上有许多种无害的细菌。你可以洗个热水澡，但它们是洗不掉的。你一出生，它们就来了，并在你童年时期逐步建立起一个十分紧密的团体。尽管这些细菌没有与你发生冲突——毕竟你贡献了你的皮肤——它们对前来侵略的细菌还是很不客气的。因为可供它们到处活动的皮肤就那么多，所以它们一定会保护自己的地盘。如果你皮肤上已经覆盖了无害细菌的话，那么有害细菌（我们平常称之为病菌）就很难在你皮肤上找到立足之地。

在体内，整个消化道从上到下都布满了细菌。这些细菌与体内自身的化学物质一起来分解食物，把食物转变、分解成有用的维生素和矿物质，确保肠壁能够吸收营养物质并使其进入血液循环。没有这些细菌，我们就不能消化食物。的确，婴儿在出生的时候是相对无菌的，而他们能吃的东西很有限。对孩子来说，暴露于细菌当中是很有必要的，这样可以帮助他们建立有效的消化和免疫系统。这很像疫苗——把灭活或减毒的病毒注入体内，以便建立起对病毒的抵抗力——细菌可以促进抗体的形成。血液中含有类似于步兵的蛋白质，可以攻击那些悄悄越过皮肤防线的有害病菌。如果在生命的早期机体没有暴露于细菌当中，那么机体就没有足够的能力防御病菌的入侵。

事实上，一些医生认为，美国孩子哮喘和过敏发生率的增加，和他们生活在与上一代相比相对无菌的世界有关。没有暴露于细菌当中的孩子，就没法接触到可以产生抗体的病菌。更专业一点讲，他们没有 Th1 细胞（辅助性 T 细胞 1，这是一种针对过敏原产生抗体的细胞）。故而以后他们会对灰尘或花粉颗粒产生过敏。塔夫特大学医学院和梅奥医学中心正在进行的研究显示，在一些情况下，哮喘和过敏是高度活化的免疫系统不知道怎样征服侵略颗粒的一种反应。

我们怎么变得这么干净呢？干净近乎圣洁。我们恪守这个格言，并在现实中践行。我们不是想使我们的房子干净得发光，我们只是想让房子无菌。据肥皂与洗涤剂协会（是的，真有这么个协会）报道，超市货架上 3/4 以上的液体肥皂和 1/4 以上的固体肥皂含有三氯苯氧氨酚，它是能够杀死大多数细菌的抗菌成分，而不管细菌的好与坏。抗菌的狂热同样被编织到枕头套和床单里，注射到孩子玩具的塑料里，甚至挤进牙膏管里。

所有这些有必要吗？对 99.9% 的人来说，答案是否定的。不能否认外界存在坏的细菌，我们也不想让这些病菌侵入体内。沙门菌(常在鸡蛋内)、大肠埃希菌(来自被粪便污染的肉类)和霍乱弧菌(在水中)会损伤你的肠道，并有潜在的致命性。然而需要注意的是，抗菌肥皂并不能杀死这些细菌，只有适当烹煮食物和处理水才可以。感冒和流感可能困扰我们几天甚至几周。但是，感冒和流感是由病毒引起的，而非细菌，因此抗菌肥皂在此也是不起作用的。细菌的确可引起脓毒性咽喉炎、传染性结膜炎和多种类型的肺炎，但普通的肥皂就可以杀死这些病菌。

那么抗菌肥皂有什么作用呢？首先来简单谈谈肥皂一般是干什么用的。肥皂可以洗掉身体上的污垢，也可以洗掉病毒和细菌——尤其是新感染的，还没来得及进入体内和繁殖的病菌。频繁的洗手可以洗出奇迹。如果你真的想降低被有害细菌(或感冒病毒)感染的概率，那就洗手吧！无论何时，只要你想起或每次离开厕所的时候。这并不是过分拘泥小节，这是明智的。没有人会建议你一天用力擦洗 50 次手，直到被擦掉了皮。

抗菌肥皂像普通肥皂一样，洗掉了病菌。它同样在你皮肤上留下一层化学薄膜，这能够杀死你皮肤上其他细菌，并在一两天内抑制细菌的生长(没有人确定)。听起来不错哦。问题就在于抗菌肥皂不能 100% 地杀死一个特定种类的细菌。它只能杀死 90%，剩下生命力强的 10% 可以抵抗三氯苯氧氨酚这种抗菌的化学物质。

接下来这些细菌会复制，它们的下一代对三氯苯氧氨酚有了更强的抵抗力。很快，三氯苯氧氨酚将会一点作用也不起了，因为细菌已经变异为"超级病菌"。现在这些细菌占了上风，并对身体造成严重破坏。更糟糕的是，抗菌肥皂已经杀死了无害的细菌。这就为那些坏的抗药菌在皮肤上提供了更多可供其占领的地盘。在厨房台面上也发生了同样的事情。抗菌肥

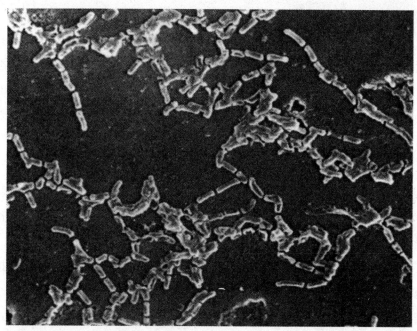

这是龟分枝杆菌的扫描电子显微照片。是朋友还是敌人呢?大多数细菌是无害的,
许多是人类生活中所必需的。抗菌剂杀死了所有的细菌,应当谨慎使用。
照片承蒙美国疾病控制与预防中心卡尔提供。

皂留下了化学薄膜,抗药菌能够在那里繁殖。酒精和漂白剂杀死了细菌,然
后就蒸发了;细菌对这些化学物质无法产生抗药性,因此酒精和漂白剂在
杀死病菌方面更加实用。

　　科学家对抗菌肥皂的大量生产很是担忧,于是呼吁美国国会明令禁
止。但是,你不能因为一个人很爱干净而责备他。基本的卫生保健——洗
手、适当地处理食物、使用干净水、隔离病人——延长了人类的预期寿命,
这比任何药物治疗和外科技术起的作用还大。在过去一百年里,美国人的
预期寿命从 47 岁上升到 72 岁,这大部分要归功于我们改善了自己的行
为。直到 19 世纪中期,对于微小细菌是使许多人死亡的原因这样一个事
实,人们依旧知之甚少。医生不戴手套就做手术。医学生经常解剖完尸体不
洗手就直接去接生。如果医生不是用没戴手套的手指探查伤口、寻找子弹,

噶菲德总统就不会感染细菌,或许他就能在刺客暗杀后存活下来。

19世纪70年代,李斯特(以发明李斯特防腐液闻名)是最早发表研究微生物理论和防腐技术的人之一。在19世纪末以前,李斯特的理论很是被忽视,甚至被公众嘲笑。20世纪初期,讲究清洁习惯的运动终于导致公共卫生运动的兴起。市民很快了解到,他们应该提供清洁饮用水和烹煮用水来防止霍乱的暴发,因为霍乱是由未经处理的污水里的细菌引起的,这种污水经常在大城市(诸如纽约和芝加哥)里的小巷道里横流。垃圾回收和处理是使社区成功摆脱白喉和猩红热的有效方法,这两种疾病都是由垃圾里孳生的细菌引起的。更好的污水处理和垃圾回收措施也可以摆脱苍蝇——苍蝇带吸附功能的腿会把粪便和垃圾里的细菌带到桌面和食物上。

如今,显然美国人勉强能够接受食物供应中排泄物成分的存在,但是他们要求使用抗菌肥皂。美国大多数细菌感染是由食物传播的:沙门菌、李斯特杆菌和大肠埃希菌。细菌在大量生产食物的工厂里孳生。以这种方式生产出来的大多数肉类中含有排泄物成分,这种现象已经几近100年没有存在了。我们不可能用三氯苯氧氨酚来冲洗食物。我们希望最好能够出台更好的食品安全措施,重点关注较小的当地肉类生产商,而不是扶持那些位于市中心的每小时生产几吨肉的大型企业。许多健康专家建议辐射食物,低强度的辐射可以杀灭细菌。由于知道美国人是多么惧怕辐射(参见本书《对辐射的误解:从正反两方面看辐射》),他们用了委婉语"低温巴氏杀菌"。这个加工过程在屠宰场是可以的,但是在从屠宰场到你家厨房的长途运输过程中食物也有可能被污染。或许家庭也有辐射装备吧?

大量滥用抗生素的现象主要发生在畜牧业。牛、猪和鸡被喂了许多抗生素来预防疾病,要不然疾病会在饲养动物的狭小空间里蔓延。大约80%的抗生素是用来饲养牲畜,这就造成了最大的威胁——细菌抗药性。较小的不太拥挤的农场是无需依赖动物抗生素的。抗生素的另一滥用涉及医生,他们经常会随意地给病人开抗生素,而病人在很多时候并不需要。病毒性感冒和流感是病毒感染,所以抗生素是不起作用的。抗生素通常是用来抚慰紧张的病人。2001 年底的炭疽热恐慌促使许多美国人储备抗生素,也就是环丙沙星,因为这种抗生素对炭疽病感染是有效的。数以万计的人"在以防万一的情况下"服用了环丙沙星,他们中间几乎没有人患炭疽病。还有更多的人储备环丙沙星。令人担心的是,他们在感冒开始时会自行服用此种药物。

在中国,抗生素很容易买到,而且滥用现象非常普遍,引起泌尿道感染和其他致命性疾病的大多数细菌对氟喹诺酮类(这是包括环丙沙星在内的一个抗生素家族)已经产生了耐药性。专家认为,同样的事很可能会在美国发生。没有环丙沙星和其他用来杀灭有害病菌的抗生素,我们就会像 100年前一样在疾病面前束手无策。肺结核和其他感染曾一度在人类的控制之下,但现在已对大多数抗生素产生了耐药性。塔夫特大学医学院的利维,"谨慎使用抗生素联盟"的主席,在他 2002 年出版的《抗生素的利与弊》一书中,描述了抗生素的滥用问题。抗生素是强效的、有毒的药物。在健康威胁增加的时候,你不能像吃维生素一样单靠吃这些抗生素药片来保持健康。不管这篇报道影响了你多少。

对辐射的误解：
从正反两方面看辐射

你听说过磁共振这种医疗检查吗？可能没有吧！那有没有听说过磁共振成像呢？应该听说过吧！磁共振成像可以用来给软组织(诸如脑)和其他器官拍照，进而发现肿瘤和异常改变。本质上讲，这些机器利用磁铁和低能量无线电辐射脉冲，激发体内水和脂肪分子里的氢原子，从而获取图像。你一定见过这些具有未来感的设备——很大的白色仪器，病人仰卧在其检查床上，然后被送进位于仪器中心的空间里。

磁共振成像原本叫做核磁共振。市场调研很快得知，公众很害怕"核"这个字眼，因此去接受这项新的但很救命的检查时总是很犹豫。眼看着一个潜在上亿美元价值的产业会因为一个单词的含义而毁掉，于是核磁共振产业迅速把"核"这个字去掉。"磁"这个字没有问题，人们的冰箱上面就有磁铁。但是"核"意味着"辐射"，而辐射对我们许多人来讲意味着"癌症"和"死亡"。

这没什么好笑的。我们害怕辐射，因为不知道大多数辐射形式是安全的。雷达气象塔可提供早期的飓风警报，然而它们不是被停止使用就是从来没有建过，因为当地的居民害怕从塔里发出的辐射，这种害怕甚至超过了每小时 100 英里的暴风卷着橱窗的玻璃碎片所带来的真实威胁。这种辐射比他们每天从太阳获得的辐射要低好几个数量级。如今，手机产业在辐射问题上也遭到重击。人们认为手机辐射有害身体健康，这种辐射定会导致脑部肿瘤。

时间回到 20 世纪 60 年代至 70 年代，那时人们担心的是微波炉。微波炉产业发展极为缓慢，该产业的主要客户是饭店。公众不想利用微波的辐射来烹调食物,却不知道人类在开始用火的时候就已经用另一种形式的辐射来烹调食物了。辐射毕竟是能量——能量以波的形式(例如来自炉面的红外线能量)或作为亚原子粒子传播。

电磁波谱是纯辐射,包括无线电波、微波、红外线、可见光、紫外线、X 射线、γ 射线。部分波谱肯定是有用途的,比如说,没有人认为无线电波是有害的,除了那些无趣的排名前 40 的流行音乐电台所发出的以外。如果你听的时间太长,则是非常有害的。对于狙击手和间谍来说,红外线是极好的,红外线镜能使他们在晚上也能看见东西,因为不管有没有开灯,所有有热量的物体(人类和建筑物)都能发射红外线。可见光人们就很熟悉了,就是彩虹的七色光。你不会去批评可见光辐射。能量充沛的辐射——紫外线、X 射线以及那些古怪的希腊字母 γ、α 和 β——它们会比较麻烦。稍后会详细讨论这些类型的辐射。

微波是一种低能辐射的形式。微波在烤炉内被集中起来,通过振动食物里的水分子(产生热量)来烹调食物。这是烹调的有效方法,因为热量(就此可以烹饪)可以集中在食物里面。在炉面上,煤气火焰或者电产生红外辐射,红外辐射可以把能量(热量)传递给煎锅,煎锅又把热量传递给外面的食物。最后的结果是一样的:辐射产生热量,热量破坏食物里的化学键(这个过程我们通常称作烹饪)。微波正好可以加速这一过程。

来自《纽约客》杂志的调查记者布罗德,在 20 世纪 70 年代加剧了人们对微波的恐慌。在他的报道以及随后出版的书名听上去很巧妙的《美国的辐射》中,他转述了许多惊人的数据,比如说自第二次世界大战以来,微波炉、雷达和电视机发出的电磁辐射增加了 1 亿倍。听起来很恐怖,这也许是真的,但这个数字相对于太阳甚至我们自身发出的天然背景辐射来说,仍然微不足道。无数医学研究已经证明,微波炉不会致癌。今天大多数人很惬意地用着微波炉,他们不再害怕,可能是因为对"微波"加工食物过程的描述颇具喜剧色彩吧。没有人因为用了微波炉而生病。

大约在 1979 年,电力线造成了下一个恐慌,电力线是用来传递电磁力或电磁辐射的。在丹佛、科罗拉多及其周边地区，一些小孩得了白血病。一个流行病学家来到这个地方，试图寻找可能的环境污染物，他注意到这些孩子的家都是围绕电力线而建的。是这些电力线引起的白血病（一种血癌）吗？不知道。这很值得研究。于是他们开始了长达 18 年的调查，但是却一无所获。但是我们正在讨论生病的孩子和罪恶的大型电力公司。这可以作为不错的电视新闻。布罗德这个《纽约客》杂志专门关注微波的记者，开始致力于在杂志上报道此事，他的另一本书《死亡电流》，就是继他反微波之后的又一力作。

来自电力线的低水平辐射（能量比微波还要低）和白血病的关联相当微弱。这种类型的辐射导致 DNA 损伤（癌症的根源）的生物机制还不为人所知。同样，上百万人生活在其他电力线附近，那里的孩子也没有比别的地方的孩子更容易患白血病。尽管如此，激进分子仍指控电力公司和美国能源部掩盖了真相，因为他们说电力线不是致命性辐射的唯一来源。所有带电的物体都会发出辐射——电热毯、电视机、电话机和电灯——都是怀疑对象。电力公司也站出来为自己辩解，自然是否认电的传输和使用会对健康造成任何不良影响。目前还不清楚电磁辐射的反对者是否希望我们放弃用电，并改用油灯（曾用鲸油作为燃料，这就是鲸鱼几近灭绝的原因）。

公众卷入了这场恐慌之中……或者至少好莱坞卷了进来。在墨菲 1992 年的电影作品《滑头绅士闯通关》中，讲述了一个被选举为国会议员的骗子，最后却作为环境保护者与一家电力公司（该家公司的电力线位于游戏场附近，导致一个小男孩得了癌症）斗智斗勇并在其中得到救赎。美国国家科学院和国立卫生研究院决定彻底解决电力线辐射问题。1996 年，科学院——云集了很多现代科学的名人，尽管非常有学识，但很保守——在经过三年彻底的审查之后得出结论：电力线和任何一种癌症都没有关系。1997 年，国立卫生研究院认同了一项历时 7 年的综合性（应读作"昂贵"）研究的结果，同样发现没有关联。1999 年，加拿大开展了全国性研究，最终也没有发现什么关联。据白宫科学办公室报道，电力线辐射恐慌造成的总花费超过了 250 亿。有了那些钱,我们就可以把人发送到火星,或者再实际一点,我们可以发现治疗白血病的方法。帕克在他 2000 年出版的《巫毒科学》中,对此作出了很好的概述。

什么样的辐射使人们感到忧虑呢? 许多人似乎把所有类型的辐射都等同于电离辐射这种危险的类型。这种辐射的能量足以使电子从原子中释放出来。许多类型的辐射每时每刻都在穿透我们的身体。尽管你打的手电筒(可见光)无法使光穿过胸部,但是无线电波和微波却可以很容易地绕过或穿过。电离辐射同样可以穿过,但当它穿过时,会损害你体内细胞的原子,使电子从 DNA 分子上激发出来。紫外线辐射是电离辐射,接触太多的紫外线可导致皮肤癌。X 射线和 γ 射线辐射也是电离辐射,过多 X 射线检查能够导致器官肿瘤的发生。幸运的是,最糟糕的电离辐射形式产生于太空,地球的大气层阻挡了大部分这种辐射,使之无法到达地球表面(尽管臭氧层空洞让更多的紫外线照了进来)。

无线电波、微波、红外线和可见光,不管量有多大,都不会激发出电子从而导致细胞损伤。这就是量子物理学的主要特性。只有具有一定能量的光子(光粒子)才能激发出电子,而那种能量只有到紫外光谱的那一端才具有。把光子想成是棒球,电子是在街对面房子的一扇窗户。无线电波没有足够的能量穿过街道。你可以发射很多无线电波,但都不能击碎那扇窗户。紫外线、X 射线和 γ 射线发出的光子具有足够的能量穿过街道,并让窗户后面的老人出来追打你了。

我们每天受到的电离辐射 80% 以上来自天然光源:宇宙射线是太空中的原子粒子;α 粒子和 β 粒子来自于放射性气体氡。电离辐射实际上很难避免。例如氡气,占了天然电离辐射接近 70% 的比例。这种气体源自土壤中铀的衰变,扩散到外界空气中或通过地板上的裂缝渗透到地下室。当氡气在建筑物里积聚时,其对健康危害极大。当喷气式飞机飞至 25 000 英尺的高度时,我们坐在国际航班上的座舱内也会受到宇宙射线小剂量的辐射。

医用 X 射线占了我们受到的剩余电离辐射的全部。我们担心电离辐射,但是几乎近80%的电离辐射是不可避免的。当然我们不希望接触额外的电离辐射。铀矿工人接触放射性铀,因为没有采取保护措施而罹患各种癌症。在早期,采矿业并没有对工人日益恶化的健康甚至死亡给予他们或其家人任何补偿。同样,美国于第二次世界大战后在南太平洋投了几颗核弹,导致许多太平洋岛民患病和死亡。在美国,氡气每年可导致几千例肺癌发生,虽然数量不大,但很重要。除了这些实例以外,大多数人可不必担心每年电离辐射的接触量。

然而,核能发出的电离辐射引起了恐慌。核能的问题在于用过的燃料,就是"核废料",这种物质是有放射性的,并且没有合适的地方来储存。一些

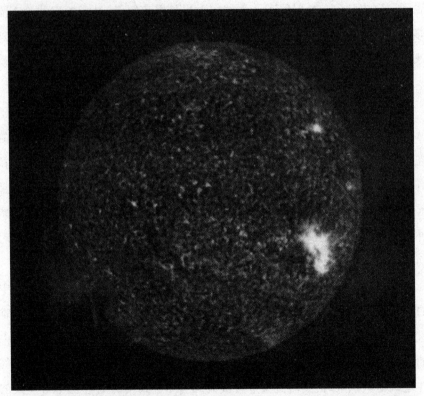

只有几种确定的辐射类型是有害的。太阳的辐射,叫做光,造就了生命;它的辐射是近日来一些人尤为担心的手机辐射的几百万倍。
照片承蒙美国国家航空和航天管理局/太阳与日光层观测站提供。

专家认为核能是清洁的,因为它没有用烟囱向外界排放废气。照这个标准的话,如果我们把烟囱里的烟收集起来,把它装进桶里,那么煤炭燃烧也会是清洁的。这就是在核电站里发生的事情,核废料被收集起来了。保守一点估计,收集起来的核废料其放射性和潜在致命性至少能延续 500 年。有些人把数字增加到 10 000 年。不管怎样,没有一个地方可以将任何东西安全地储存 500 年。帝国会灭亡,比如说罗马,还有苏联。美国计划把所有用过的燃料掩埋在内华达州的尤卡山。当美国灭亡时,谁来监督这些核废料呢?如果 500 年前易洛魁族人把毒物埋在了阿巴拉契亚山脉,这会对当今美国人的健康产生什么样的影响呢?今天,很少有人受到核辐射的伤害。除非发生意外,否则核能要比煤炭安全,每年死于煤炭开采和燃烧的人数以万计。但核能的潜在危险是巨大的,因此对它的恐惧还算是合理的。

但人们对手机辐射的恐惧却不那么合理。手机辐射是一种非电离的无线电波。当看到青年人或慢跑锻炼者戴着无线耳机时,没有人会觉得奇怪。这种辐射其实与手机接收和发射的辐射是一样的,只是频率稍有不同。对手机的恐慌在几年内不会消失,随着使用手机的人越来越多,也就越能证明没有人会因此患病。当年对微波炉的恐惧就是这样慢慢平息下来。2000年 12 月,两项大型研究结果几乎同时在《新英格兰医学杂志》和《美国医学会杂志》发表,研究表明手机辐射并没有使脑肿瘤的发生率增加。在欧洲进行的一项涵盖课题更多、历时更长、规模更大的研究于 2002 年底报道了同样的事实。美国曾经计划一项大型研究,编辑数百万美国人使用手机的资料(通过查阅顾客记录),并与脑肿瘤的发生事件作一比较。这本来可以对手机安全问题作出评定,但有人起诉该研究侵犯了隐私。这只发生在美国!

与鲨共舞：

鲨鱼与癌症

即便是从不吸烟的鲨鱼也会得癌症。我为什么要告诉你这个呢？一些人认为，鲨鱼天然的大量软骨使得这种生物对癌症有免疫力。围绕这个谬论，一个数百万美元的鲨鱼软骨产业已经发展起来了，人们把鲨鱼软骨制成药片销售，以此作为癌症治疗的新方法。结果又是一个颇具讽刺意味的悲剧，鲨鱼不仅得了癌症，还会得软骨肿瘤。

正当你认为回到水中是安全的时候……（开始演奏恐怖的音乐）……这时搜寻鲨鱼软骨的猎人来了。至少在恐怖电影中鲨鱼每天的生活是这样的。自从 1992 年雷恩的《鲨鱼不会得癌症》一书出版以后，在 1993 年电视新闻节目"60 分钟"又作了进一步报道，鲨鱼从此又多了一项烦恼。的确，自从电影《大白鲨》上映以来，鲨鱼就作为食人动物为人们所憎恶。在这之前的几个世纪，有些亚洲渔民就已经捕杀过鲨鱼，用鱼翅来做汤，然后把尸体扔回大海。现在，保健食品专家正在用网捕捞濒临灭绝的鲨鱼，就是为了得到它们的软骨。真的很奇怪。同样的一批人，他们反对把犀牛角研磨成春药，反对最后一片热带雨林被跨国公司破坏，却对瓶装的鲨鱼软骨没有任何异议。它就在架子上，和维生素 C 在一起。

软骨是一种软组织，位于骨与骨连接处，在鸟类和哺乳类动物关节处起缓冲作用。鲨鱼和它的同类——魟鱼和鳐鱼——不同于别的鱼类或其他动物，它们没有骨骼，而只有一个软骨"骨架"。软骨含有能够抑制肿瘤生长的化学物质，关于这一点我们将在下文讨论。均等重量下，鲨鱼比农场里的动物比如牛或鸡含有的软骨要多。因此，鲨鱼成为人们获取软骨的目标。然而，并没有证据表明，吃下药片形式的软骨——在胃里与胃酸混合，然后沿着胃肠道继续它奇妙的旅行——它就能够到达癌症部位,并且发挥它的魔力。鲨鱼软骨的活性成分体积太大了,无法在血液中被吸收。它们继续向前行进。事实上,联邦贸易委员会已经对鲨鱼软骨的包装者(例如美国雷恩实验室)所做出的鲨鱼软骨能抗癌这一未经证实的宣传提出了诉讼。(是的,正是写《鲨鱼不会得癌症》的那个家伙在销售鲨鱼软骨。这是当今世界另类医学的一贯做法。)

如果软骨能够在恰当的时候以合适的浓度到达正确的部位,那它可能会有抑制肿瘤生长的作用。美国国立卫生研究院正在发起一项关于鲨鱼软骨的大型医学研究,该研究的部分资金是由软骨产业赞助的,结果遭到联邦贸易委员会提起诉讼。以往大部分研究已经显示鲨鱼软骨无法治愈肿瘤。国家癌症研究所和美国肿瘤协会都不建议食用鲨鱼软骨。是呀,原来有过鉴定书的,但现在都找不到了。是呀,癌症患者一度被认为是到了晚期,在服用鲨鱼软骨后完全康复了。但是,世界上还发生了更多不可思议的事情。癌症病情能够自发缓解。如果病情缓解的时候你正在吹口琴,那么吹口琴也能治愈癌症了。这就是每一个癌症病人奇迹般治愈的逻辑。

所有这一切是怎么开始的呢?几十年前医生首先注意到,牛的软骨有抑制肿瘤细胞复制的特性。软骨可以阻断血管形成,即阻断新生血管的生长。正常情况下,这是一件坏事,因为机体在修复创伤或女性在孕育胎儿时都需要新生血管。但肿瘤细胞为了加快生长同样需要新生血管。软骨抗血管生成的特性阻断了肿瘤细胞的水、营养物质和氧气的供应。让我们再看一下《鲨鱼不会得癌症》这本书。作者在书中承认了鲨鱼会得癌症,只是不太常见。换个题目,"鲨鱼有时会得癌症,但无论如何要读一下这本书",显然不会有同样的吸引力。但是,因为这本书、书的题目以及个人立场,科学界的确已经让雷恩感到难堪。

雷恩的理论前提是,鲨鱼的软骨骨架有抗癌的特性,这就是它们的癌症发生率比人类低的原因。这个逻辑有两大主要问题:首先,软骨的抗血管生成作用可以抑制肿瘤生长,但也抑制了创伤修复过程以及所有"好"血管的形成;其次,鲨鱼也会得癌症,它们甚至会得软骨肿瘤。鲨鱼的癌症发生率可能比我们想象的要高。这很难说。众所周知,鲨鱼不会拜访医生,不会定期作癌症扫描。没有人知道鲨鱼真正的癌症发生率。在采访中,雷恩把发生率定在"1/1 000 000",这可能是个象征性的统计数字。在他的书中,雷恩记录了史密森尼博物馆(一个保存死物的机构)目录下的 7500 条鲨鱼所患的 30 例肿瘤。30/7500 就是 1/250。必须承认,这比一个人一生中得癌症的概率(大约 1/4)小多了,但这是一个不公平的比较。人类癌症发生率会因年龄、生活方式、环境以及社会经济地位不同而有较大差异。美国 1998 年所有癌症的发生率是 400/100 000,即 1/250。如果鲨鱼没有在小时候因饥饿或在大规模屠杀中死掉,那可能会有更多的鲨鱼得癌症。

即使鲨鱼患癌症的概率小,那也并不意味着是得益于其软骨已知的抗癌特性。鲨鱼不长硬骨,这让它们很独特。硬骨中含有骨髓,骨髓产生血细胞以及其他类型免疫系统所需的抵抗疾病的细胞。这些细胞在硬骨中成熟,然后释放入血液。这个过程会需要一些时间。鲨鱼抵抗疾病的细胞是在脾、胸腺以及性腺和食管的有关组织中产生的。研究表明,鲨鱼抵抗疾病的细胞实际上是在血液中成熟的。这就是说,当疾病和不适发生的时候,士兵已经在战场上了,而不是在硬骨营房里。可能是这种机制使得鲨鱼比其他动物健康,只是我们不知道而已。

《鲨鱼不会得癌症》同样引用了鲨鱼已经生存了 4 亿年未有改变,它们是"不需要睡眠或休息"的"最后的生物机器"这样的事实为自己造势。但鲨鱼是睡觉的。就像癌症的神话一样,研究已经显示鲨鱼以一种独特的方式睡觉。不能因为我们起初没有了解到某事,就否定它的存在。关于吃蟑螂是否能长寿的争论,也持续了很长时间。蟑螂没有软骨却含有大量蛋白质,我建议用麻油和辣椒煎着吃。

科学界对雷恩理论的攻击仍在继续,也许是由于他狂妄自大的续篇《鲨鱼还是不会得癌症》的出版。这次,"60 分钟"节目没有吹嘘他。1993 年,他们跟随雷恩到了古巴,据说晚期癌症患者在这里接受了几周鲨鱼软骨治疗以后,感觉好多了。这项古巴研究和一项墨西哥研究一起,在《鲨鱼不会得癌症》中被作者广为引用。当然,"感觉好多了"并不等同于"癌症已治愈"。国家癌症研究所随后对古巴的数据进行了评审,发现数据是"不完整的、没有说服力的"。(尽管在发展中国家进行了可信的健康研究,但你会质问:为什么软骨研究不选择在一个更发达的地方进行呢?为什么会选择在古巴呢?)

癌症专家不关心鲨鱼的命运或靠鲨鱼软骨赚钱。他们主要担忧癌症的扩散速度之快。在早期发现时,癌症能够被治疗或手术切除。如果一个病人选择放弃手术、药物或放射治疗——不管有什么合理的理由——而是选择服用鲨鱼软骨,那么他正冒着死亡的风险。并不是所有的癌症治疗方法都是一样的,有更有效的疗法,也有不太有效的方法。这其中也有骗局,例如在 20 世纪 70 年代杏核作为一种治疗癌症的方法也风靡一时,然而它只带来了失望,并且使赶往提华纳寻求治疗的病人耗尽了财力。

联邦贸易委员会已经规定, 含有鲨鱼软骨成分的膳食补充剂标签上,

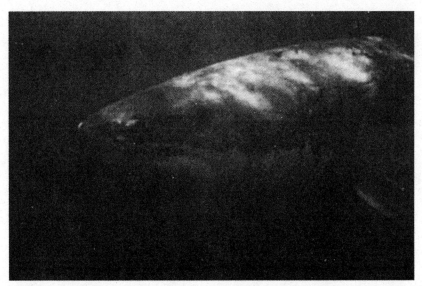

鲨鱼软骨可以治疗癌症吗?当心鲨鱼———它们会告诉你这是真的。
照片承蒙美国国家海洋和大气管理局提供。

只要涉及和治疗癌症有关的都是违法的,至少在美国是这样。鲨鱼软骨经常被标榜为一种灵丹妙药。比较普遍的说法是,鲨鱼软骨可以抵抗癌症。这就是"鲨鱼不会得癌症"这个题目所要达到的目的,这就是口头相传的广告所要达到的效果。也许鲨鱼软骨在治疗癌症方面具有广阔的前景,但绝对需要有更多的研究来证实。我们都迫不及待地想知道美国国立卫生研究院的研究结果。任何治疗都比可怕的化疗好,如果治疗有效的话。

也许在这里可以提及另一种动物,那就是北极熊,它似乎不会得结肠癌。北极熊那样的高脂肪、低纤维饮食必定会毁掉一个人,但是它们却不会得癌症。在北极熊的胆汁里有一种浓度很高的天然酸——UDCA(熊去氧胆酸),这种酸可以防止结肠癌的发生,但它在人类胆汁中的浓度却很低。科学家们正在研究,幸运的是这并没有伤害北极熊的性命。那么,为了治疗结肠癌,人们要对北极熊进行怎样的调查呢? 得非常小心谨慎!

对突变的误解：
基因对你未来的健康起多大的决定作用

感到紧张了吗？仅仅因为你的母亲或父亲死于肝癌，但这并不意味着你也会。很少人会因为继承了某种遗传基因而患病，最多你的基因可能让你稍易于患某一种疾病，也就是说，你患这种病的概率可能会比其他人大些。这又意味着当一种致癌性化学物质或大量高脂肪食物进入你体内的时候，可能你在抵抗这些物质的不良影响方面比其他人要困难。但你并不是注定会这样。基因是 21 世纪一些疾病病因的替罪羊。

美国前 10 位的死亡原因依次是：心血管疾病，癌症，卒中，支气管炎—肺气肿—哮喘，意外死亡，流感—肺炎，糖尿病，自杀，肾病和肝病。然而，任何疾病的患病风险都会随年龄、种族和性别而变化。大城市里的黑人男青年相对于卒中来说更容易死于枪支暴力。越南移民患子宫颈癌的概率要比美国白人高 5 倍。

所有这些前 10 位的死亡因素都可以预防，或者说它们的发生风险都可以大大降低，尤其是青少年暴力行为。只有最罕见的肿瘤是纯粹基因遗传的。例如，据美国国家癌症研究所报道，美国人在一生中患结肠癌的平均概率是 5%。但是，如果一个人患有家族性腺瘤性息肉（FAP）这种遗传性疾病，那他得结肠癌几乎是确定无疑的事情。FAP 患者的结肠和直肠里长有成百甚至上千个潜在性癌变息肉。一般来说，1/50 的息肉会转变为恶性，因此，息肉越多，情况越糟。大约每 100 万个人中就会有一个人患有 FAP，这种疾病很危险而且预后很差，该病患者在所有结肠癌患者中所占的比例不到 0.1%。运动、饮食以及所有好的东西都不能阻止 FAP 患者息肉的恶性发展。幸运的是，现代结肠镜技术能够在息肉转变为恶性之前发现并予以摘除，塞来昔布这种药物可以通过调节基因 COX-2 来防止息肉的生长和恶性转变。

健康的生活方式确实能够极大地减少世界上 99% 以上的没有 FAP 的人患结肠癌的风险。低肉饮食、饮用大量的水（每天半加仑）可使 5% 的风险降低为 1%。40 岁以后平均每 5 年进行一次结肠检查，可最大限度地降低发病风险，因为结肠癌不像其他大多数肿瘤，从现有的息肉发展到结肠癌需要很长时间。结肠癌就像皮肤癌一样，是所有肿瘤中最容易预防者之一。许多健康专家认为没有人会死于结肠癌，但它在美国的确是仅次于肺癌的第二大致命癌症。漫画《史努比》的作者舒尔茨就是死于结肠癌。如果你的父母或兄弟姐妹死于结肠癌，你并非注定会和他们一样。你被认为是"高风险者"，实际上是指"患结肠癌的风险比其他人高"。因此，你需要更频繁地做结肠的相关检查以及适应低肉饮食等。事实上，大多数结肠癌患者很少或没有结肠疾病的家族史。结肠癌常使他们感到措手不及。

我们可以一一列举排名前十的死亡原因，并且逐个排除遗传因素。很多人的父亲死于心脏病发作和动脉阻塞，这些老年男性可能每天早上都吃熏肉油脂。也就是说，以前很少有人去关心饮食是如何影响寿命，因为大多数人在 65 岁之前就已经去世了。许多人，包括我自己，天生就有高胆固醇水平的危险以及动脉脂肪滴的堆积，这是患心血管疾病的前兆。许多人，包括我自己，我们的祖父在 49 岁时去世，父亲在 62 岁时死于心脏病。我们有诸多预防结肠癌的措施，基因并不能决定我们的命运。已有充分的证据表明，低脂肪、以蔬菜为主的饮食（但不一定是素食主义者）以及休闲的健身运动可以极大地降低与心血管疾病相关的危险因素（例如高血压与胆固醇的摄入量有关），而不管遗传易感性如何。有"心脏病易感"基因的人只意味着"要比其他人更小心一些"。

所有常见的癌症，如肺癌、前列腺癌、乳腺癌以及结肠癌等，基因起的作用不大[①]，远不及吸烟、高脂和高盐饮食、懒散、职业危害以及卫生条件等

———————————

① 亦有观点认为，乳腺癌与基因非常相关。——译者

环境因素所起的作用。卒中是发生在脑中的心血管疾病,因此可以应用同样的预防措施。支气管炎和肺气肿导致的死亡和吸烟密切相关,而非遗传因素。尽管越来越多的儿童似乎比以往更易患哮喘,它似乎是遗传性疾病。没有人知道确切的原因。专家指出原因在于空气污染,但城市里的空气的确是 300 年来最干净的——若考虑到灰尘、跳蚤、啮齿类动物、动物排泄物、便壶、烟以及壁炉里的颗粒物——那么家里的空气比历史上任何时候都要干净。然而,有氧运动可以大大增强肺部抵抗力并减少哮喘死亡的风险,而不管遗传因素怎样。

诸如跌下台阶或因闯红灯而与另一辆车相撞这些意外,是完全可以避免的,除非你分别遗传了"两条左腿"或"痉挛"的基因。没有人会因为基因方面的原因更易患流感或肺炎,这些疾病是由病毒或细菌引起的。老人和免疫系统薄弱的人(如艾滋病患者和化疗中的癌症病人)死于流感和肺炎的风险很高。

自 1990 年以来,美国的 2 型糖尿病发病率上升了 1/3,在其他工业化国家这个数字同样继续攀升。大约有 1600 万美国人患有糖尿病,另有 1000 万人处于高风险之中。1 型糖尿病,常称为青少年糖尿病,部分是遗传性的,占所有糖尿病病例的 5% 左右;2 型糖尿病,又称为成人发病型糖尿病,几乎完全与饮食和肥胖有关,而与基因无关。正常情况下,只有成人才得 2 型糖尿病,一般在 40 岁之后。然而,据每年的统计,有些孩子越来越胖,他们在十几岁之前就会得成人发病型糖尿病。国家糖尿病、消化和肾病研究所在 2001 年 8 月宣布,适当进行生活方式的改变——少吃脂肪、每天散步 30 分钟以及减轻一点体重——可以降低高危人群一半以上的发病率。这些改变带来的结果比糖尿病预防药物二甲双胍产生的效果要好得多。哈佛研究者 2001 年 9 月在《新英格兰医学杂志》上发表了一篇文章,指出 91% 的 2 型糖尿病病例可归因于以下生活方式:吸烟、肥胖、缺乏锻炼或饮食结构不良。

自杀,很常见又很悲惨,与基因关系不大,但是一个人可以通过一些积极的社会因素,如友谊、职业满意、社会参与、宗教信仰以及避免药物和酒精等,来获得健康的精神面貌。肾病和肝病同样与基因关系不大,但是更有可能由环境因素导致,即受到来自工作或饮食中的毒物的侵害。酒精滥用是肝脏疾病的主要致病因素。血液通过肝脏过滤(分解有害化学物质的毒性),又在肾脏中过滤(通过尿液排出某些化学物质)。大量的毒素(工业溶剂、有毒的草药或食物、汞等金属物质)可以伤害这些器官,影响其功能,进而导致它们的衰竭。

在其他可怕的疾病中,阿尔茨海默病只是部分遗传。大约5%到10%的阿尔茨海默病患者的父母有该种疾病的遗传方式,通常在30岁到50岁之间发病。肌萎缩侧索硬化症(ALS或卢伽雷病)的发病率是1/100 000,约5%到10%的病例是由基因突变引起的。其他的发病似乎是随机性的,与神经递质谷氨酸的大量堆积有关。帕金森病的发病率是1/500,没有已知的基因关联,实际上病因不明。多发性硬化的发病率是1/1600,不明显缩短生命。这种疾病在远离赤道的最北部和最南部地区更为普遍。这里,基因发挥着重大作用,但是没人确定作用到底有多大。多发性硬化可能由类病毒生物引起,这正与地理分布一致。

罕见疾病经常与基因有明显的关联。格思里患有亨廷顿症,该病是遗传了4号染色体的单一缺陷基因。这种不幸的脑消耗性疾病的发病率是1/1 000 000。尽管这些日渐严重的疾病患者的情形非常悲惨,但患此类疾病的风险是非常小的,治疗方法也日渐改进。

用科学的方法来寻找某些疾病的相关基因这种做法是极好的,但是往往带有愚蠢的色彩。例如找到肥胖基因后,只会让我们暴饮暴食并且从不运动,我们就这样坐着,反正知道一粒药片就能消除多年的滥食。我们知道,注意饮食和适当运动可以减少高胆固醇的风险,并且能降低其一度很高的水平,但是我们似乎更愿意依赖某些灵丹妙药去做这项工作,例如依赖可导致肝脏损伤的他汀类药物。我们还知道,饮食和运动在降低糖尿病风险方面比二甲双胍效果更好,后者常会引发一些副作用。我们常依靠科学去解决那些用远古时代的技术就能轻松应对的问题,原因之一是许多受过良好教育的人冒险用印度草医学或芳香疗法的方法以寻求替代治疗。

尽管如此，我们只能从为什么有些人——直接在基因组水平——比其他人更能抵抗疾病这样的知识中受益。如果我们能把务实和负责的预防与基因治疗联合起来，一直健康地活到老年，那不是很好吗？

第四部分

尽尔所食

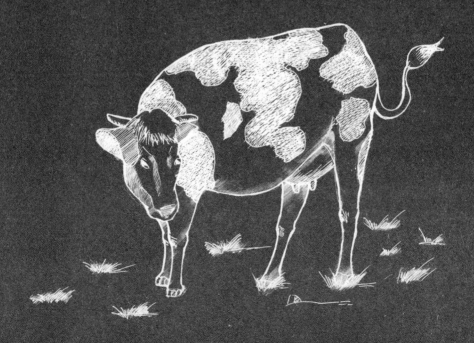

吾之美食,汝之鸩毒。

——卢克莱修(公元前 93—公元前 55 年)

许多营养学的误区来自一个观念：大自然关照着我们人类。其实大自然根本不在乎我们,如我们胆敢过分靠近悬崖峭壁或者惊涛骇浪,大自然将会毫不犹豫地瞬间夺去我们的生命。那些我们冠以"天然食品"名号的植物,它们的生长和繁衍并不会顾及人类的健康和幸福。一棵苹果树所关心的只是其物种的延续。大自然没有把苹果看做一种食物,所以它不会关心是不是人类只吃苹果就能生存,也不在乎何种动物能够消化苹果。大部分野外生长的植物不适合人类食用,而且其中有一些,例如大部分的蕈类,对于人类来说是致命的。有些植物可以直接食用,有些则需要经过加工,还有一些只有某个特定部分能够食用,而其他部分是有毒的。大自然没有任何目的,所以没有"按大自然的指示"这种荒谬的说法。人类必须取其所能取得的食物。如果我们仅仅像其他动物一样依赖大自然赋予的食物,我们将走向灭亡。

认识 α-β-胡萝卜素：
抗氧化剂，权衡利弊

　　善与恶的战争曾经是多么的简单。一种叫做自由基的游手好闲的化学基团就像厚颜无耻的街头小混混一样在人体里游荡，攻击细胞[①]，蹂躏无辜的脱氧核糖核酸(DNA)分子，导致癌症及一些中老年疾病的发生。要不是我们的抗氧化剂趁着补充维生素的时机威风凛凛地登场，将极具威胁的自由基电子制服，并将其驯化为守法公民，自由基将继续公然无视"法律"、横行霸道。

　　然而这只是理论上的说法。人体似乎并不像好莱坞 B 级片中描述的那么简单。自由基有好的一面，也有坏的一面，而过多的抗氧化剂可能对人体有害。众所周知的抗氧化剂包括维生素 C、维生素 E、β-胡萝卜素(维生素 A 的一种形式)和硒。我们被建议大量服用这类抗氧化剂，仿佛它们已被证明是灵丹妙药，但实际上它们并不是。这说来话长。

　　的确，抗氧化剂可以起到相当于防止生锈的作用，阻止人体的氧化过程。人体的重要分子(如形成血管壁的分子)如果失去一个电子，就会被氧化。它们一旦被氧化，就变得不稳定而且易于断裂。毫无疑问，罪魁祸首是自由基。自由基是具有高度活性的分子，或携带不成对电子并正在寻找配对电子的单个原子。因此它们会从第一个遇到的对象(可能为细胞或 DNA)那里窃取一个电子。自由基的破坏达到一定程度，细胞就无法正常工作，于是就导致了疾病的发生。自由基过剩曾被用于解释心血管疾病、阿尔茨海默病、帕金森病和癌症。衰老曾被定义为自由基破坏逐渐累积的过程。

　　然而，自由基是生命所必须的。人体把空气和食物转化为化学能量的

---

① 此处原文误作"细胞壁"，人体细胞没有细胞壁。——译者

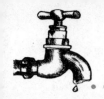

能力依赖于自由基链式反应。它们也在血管中巡逻，攻击外来入侵者，在免疫系统中扮演关键的角色。过氧化氢是自由基的主要代表，你的血液中含有微量的过氧化氢——一个内在的病菌斗士。实际上，没有自由基，你就不能对抗细菌侵害。

自由基是呼吸的天然副产品，它无处不在。作为细胞能源工厂的线粒体利用氧气产生能量，在这个氧气转化为二氧化碳的过程中，有时氧气仅失去一个电子，就转化成了它的兄弟——超氧自由基。超氧自由基是最常见的自由基之一。抗氧化剂经与自由基多步反应，将其转化为像水和氧气一样的无害分子。通过这些反应达到了体内的平衡。人体希望避免产生过多的自由基，但肯定也不想把它们全部消灭。以丰沛的水果、蔬菜、果仁和一些肉类构成的膳食提供给大部分人生存所需的抗氧化剂。多数医生认为，少数生活在现代美国社会的人需要增加常规抗氧化剂的摄入，如维生素 C 和 β-胡萝卜素。维生素 E 的价值目前尚无定论，不过似乎前景也不容乐观，后来认为它不及前两者。

然而，根据美国心脏病学会的统计，有近 30% 的人正在补充某种形式的这些维生素。根据《营养业杂志》的统计，抗氧化剂销售已经成为一项价值 10 亿美元的产业，截至 20 世纪末，美国人在膳食补充品方面的花费已超过 300 亿美元，其中用于维生素 E、维生素 C、β-胡萝卜素和硒的消费就接近 20 亿美元。我们担心的是，没有一种抗氧化剂宣称的保健功能——包括防癌、延缓衰老、预防心脏病——可以得到充分证实。所有相关科学研究中，一半研究结果对此持肯定态度，一半研究持否定态度。

研究显示，抗氧化剂摄入过少可能对健康不利。1983 年发表在英国医学杂志《柳叶刀》上的一项研究发现，体内硒水平含量偏低的人群患肿瘤的概率是正常人群的 2 倍。1986 年在《新英格兰医学杂志》上发表的另一项研究显示，肺癌患者缺乏 β-胡萝卜素的可能性是正常对照组的 4 倍。1989 年在荷兰进行的一项研究发现，人体硒含量的下降会导致心脏病发病率升高。更有力的证据来自哈佛的一项人体健康调查研究。该研究记录了 5 万名男性健康专家过去 15 年的生活方式，发现那些食用富含维生素 E 食物（主要是坚果、种子和大豆）的人患心脏病的概率是饮食中缺乏维生素 E 者的一半。然而，目前尚无法证实在正常膳食之外补充抗氧化剂能带来益处。

服用大剂量的抗氧化剂短期内可以带来一些益处。1996 年的《美国医学会杂志》报道：每日补充硒的皮肤癌病人最终不是死于癌症的可能性是未补充者的 2 倍。这是一项样本量超过 1300 人的多中心、双盲、随机、安慰剂对照研究，得出的数据具有充分的科学性。作者写道：这个发现相当振奋人心，为了让所有患者都能及早补充硒从而获益，他们 6 年后即终止了这项研究。其他研究同样取得了肯定的结果：维生素 E 可以降低患前列腺癌的风险，延迟老年痴呆症状的出现，推迟白内障的发生，还能延缓冠心病的发展。维生素 C 能间接地推迟糖尿病患者失明、肾功能衰竭及截肢发生的时间。额外的硒———一种需要量甚微的矿物质——能降低前列腺癌、结直肠癌及肺癌的发病风险。

与此同时，近几年来对补充抗氧化剂持中立甚至否定态度的报道也层出不穷。1994 年发表于《新英格兰医学杂志》的一项研究发现，芬兰的男性吸烟者补充 β-胡萝卜素后有 18% 更易发生肺癌。1997 年《柳叶刀》发表的一项研究报道，让近 2000 名男性在第一次心脏病发作后服用了维生素 E 或 β-胡萝卜素，进行随访观察，并与安慰剂对照组相比较，β-胡萝卜素组死于心脏病的人数明显增多，维生素 E 组也表现出高病死率的趋势。还有一些其他研究显示类似的否定结果：没有证据证明服用维生素 C、维生素 E，或者 β-胡萝卜素能预防结直肠癌；没有证据证实这所谓的"三巨头"能防止血管成形术后的动脉再次闭塞。在一项长达 12 年、覆盖 22 000 多名医生的研究中，未证实服用 β-胡萝卜素能预防癌症和心脏病。在对 60 000 名护士的研究中，未证实服用额外的硒能预防癌症。更糟糕的是，对服用 β-胡萝卜素的吸烟者而言，肺癌的发生率提高了 28%。这些研究都发表于 1994 年至 1997 年出版的《新英格兰医学杂志》。

争议总是存在的。抗氧化剂拥护派认为，在那项揭示 β-胡萝卜素副作

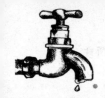

用的芬兰男性吸烟者研究中,不能排除这些男性在研究前已处于肺癌早期阶段的可能性。抗氧化剂反对派则辩驳道,维生素 E 能预防心脏病的大规模研究并没有考虑生活方式的因素,例如运动的影响。每个研究都存在着问题。然而,这些研究都可能是值得的,至少它们都指出了问题的核心:我们并没有完全弄清生命过程中不同时期某抗氧化剂和某自由基之间错综复杂的关系。你不能对抗氧化剂一概而论,它们都具有不同的潜能。科学家已经花费了相当长的时间致力于揭示其中的奥秘,他们试图解读抗氧化剂和自由基之间错综复杂的沟通艺术,但正如通天塔无法轻易登顶一样,这些研究一直没有取得突破性的进展。因发现人体产生能量的最基本方式——依赖于自由基的三羧酸循环或称克氏循环——汉斯·阿道夫·克雷布斯爵士获得了 1953 年的诺贝尔奖。1956 年还在美国加州大学伯克利分校的哈曼,在杂志发表的一篇文章中首次提出自由基会导致疾病,而抗氧化剂能防止疾病发生的理论。

哈曼现在已经是内布拉斯加大学的一名退休教授,仍然坚持每天到办公室进行新的抗氧化剂研究。将近 80 岁高龄的他每天都服用抗氧化剂。他认为,自由基的研究已取得了长足的进步。正如哈曼所述,在最初 10 年里人们总是无视甚至嘲笑他的工作。"垮掉的一代"所主张的自由主义在音乐和文学领域都占有一席之地,而化学界的自由基却仍然笼罩在严肃的研究阴影之下。然而,到 20 世纪 60 年代末,哈曼指出他有足够的数据表明,通过补充抗氧化剂或调整饮食的方法以减少自由基反应,能够使实验室动物的平均寿命延长。到 1972 年,哈曼说他又获得了新的证据,可以证明寿命的长短取决于自由基对线粒体的破坏率。

在整个 20 世纪 70 年代,更多科学家对自由基理论产生了兴趣。通过对大量抗氧化剂的实验,他们发现每种抗氧化剂消灭自由基的能力都是有差异的。在试管中进行的化学实验显示,苯基丁基氧化氰(PBN)是最有效的抗氧化剂之一。在一项著名的研究中,喂食 PBN 的老年沙鼠能突然像年轻沙鼠一样顺利穿越迷宫。但给年轻的沙鼠喂食 PBN,它们在迷宫中的表现并没有发生多大变化。当不再给年老的沙鼠喂食 PBN 后,他们重新变得很虚弱而且无法走出迷宫。直到今天,没有人知道原因何在。可惜的是,还没有人能复制这个实验结果。这就是 40 余年后这一领域的研究现状:虽然科学家们曾记录到有价值的实验结果,但是很难再次获得相同的结果,甚至无法解释他们发现的这些正面结果。

新加坡国立大学的哈利韦尔写了一篇题为《抗氧化剂悖论》的短文,发表于 2000 年的《柳叶刀》。哈利韦尔为以下事实感到悲哀:虽然富含抗氧化剂的膳食似乎对健康有益,但是补充抗氧化剂也会出现大相径庭的后果,而且究竟会出现何种结果根本无法预测。

如果同种化学物质的性质完全一样(也就是说,自由基都将转化为类似的中性分子),那么为什么在不同时间对人体不同部位给予抗氧化剂会产生不同的效果呢?可能存在一些完全不同的机制:过量的抗氧化剂可能会转化为促氧化剂,从而加快自由基的产生,加剧其对机体的损伤;补充到体内的抗氧化剂如果不能到达所需的部位,可能根本无法发挥作用;也许我们从食物中摄取的抗氧化剂终究没有转化为具有奇效的物质。

抗氧化剂到底有多大的益处?一些研究表明,每日摄取的维生素 C 不足推荐量的人,自由基对 DNA 的损伤会增加。然而大剂量摄入维生素 C 的人 DNA 的损伤同样也会增加。哈利韦尔认为,因为细胞损伤一旦出现,维生素 C 会加重其损伤,所以可能出现上述第二种情况。

在细胞中,自由基损伤会导致其释放出某种金属化合物,这些金属在丢失一个氧原子或获得一个氢原子的情况下处于"还原"状态,能作为以后自由基损伤的催化剂。抗氧化剂能将金属置于还原状态,因此在这种情况之下,抗氧化剂就变成了促氧化剂。这一理论已经得到实验证实,这项实验是将动物暴露于已知的致癌物质百草枯杀虫剂下,暴露前摄入维生素 C 可以在一定程度上预防癌症发生。而对暴露后的动物使用维生素 C 进行治疗则效果不佳。抗氧化剂加重了百草枯导致的损伤,加速了癌症进程。基于这种原因,美国癌症学会提醒癌症患者不要擅自服用抗氧化剂。

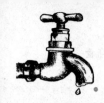

使问题复杂化的是自由基能够杀死癌细胞,一些癌症治疗恰恰基于这一机制。所以在错误的时间服用抗氧化剂实质上等同于给暴徒配备武器,纵容其生存壮大。动物实验表明:对正常细胞有利的抗氧化剂同时也更有利于癌细胞。没有人知道怎样才能使抗氧化剂在恰当的时候到达最需要它们的地方。大多数的自由基损伤发生在线粒体中,因为线粒体中产生能量的过程即呼吸链,需要大量的自由基,而额外的自由基就是从这个过程中产生的。

线粒体拥有一段包含 30 个基因的环状 DNA,被称为线粒体 DNA(mtDNA),其独立于细胞核内的双螺旋 DNA 存在。mtDNA 通常是自由基的首选攻击目标。mtDNA 一旦遭到破坏,就不能产生维持机体所需的蛋白质(分子信使)。这就轮到我们神奇的抗氧化剂发挥作用了:它能够渗透进线粒体,在狡猾的自由基开始破坏时将其消灭,同时还能精确地重新调整复杂的呼吸链。然而线粒体却具有坚不可摧的结构,外有铜墙铁壁,内有坚固屏障,还拥有一堵弯弯曲曲的内墙保护着贵重的内容物。蛋白质释出容易,但抗氧化剂进去却很难。没有人能肯定,使用蛮力即大剂量的抗氧化剂,可以成功进入线粒体。或许机体存在着更有效的方法。

那些百岁老人可能遗传了某种基因,使他们的线粒体内存在着一种避免自由基损伤的固有机制,这可能帮助他们抵御疾病、延缓衰老。一些研究人员正在百岁老人志愿者中寻找这种特殊的线粒体基因,其中的两项研究发现了使自由基损伤最小化从而延长寿命的可能的遗传学基础。两组受试者分别来自法国的白种人和日本人。研究人员在 mtDNA 中发现了某种基因,能产生线粒体呼吸链中一种特殊蛋白质。百岁老人的 mtDNA 中拥有这种独特基因的可能性明显大于其他人群。

然而,目前还不清楚这种蛋白质能否减少自由基的产生。这种情况在这一研究领域很普遍。缺乏对各种基团的定量测量方法长时间阻碍着研究进展,而且没有研究表明那些长寿的人体内发生的氧化反应比普通人要少。

百岁老人同胞配对研究的主要负责人、哈佛大学医学院的皮尔斯也在研究长寿基因的作用，他认为使自由基损伤最小化是活到 100 岁的关键因素（参见本书《研究还在继续：寿命与基因》）。皮尔斯认为，我们当中大部分人有活到 85 岁甚至更长的遗传潜力。百岁老人可能拥有一种能延缓衰老的基因，别名为玛士撒拉基因，这个名字来自《圣经》中活过 900 岁的人物。携带玛士撒拉基因的果蝇比未携带者寿命长 35%。更有意思的是，在暴露于百草枯的情况下，携带这一基因的果蝇仍然比普通果蝇寿命长，这进一步证明了中和自由基能延缓衰老。此外，科学家还能通过很多其他方法包括冷冻法略微延长果蝇的寿命。但目前在人类体内还没有发现玛士撒拉基因。

抗氧化剂作为一种药物，你会在使用剂量方面尚未经过安全性和有效性验证的情况下服药吗？很多医生认为只要剂量不是太高，补充抗氧化剂并不会给人体带来损害。然而，几乎所有医生都认同运动和膳食才是最主要的保健方式。丰富的膳食比单一的补充更有利于健康，因为胶囊中溶解出来的纯抗氧化剂可能并没有多大的作用。水果和蔬菜富含抗氧化剂，但这些植物包含上百种其他化学成分，其中的任何一种或几种形成的化合物都可能增强抗氧化剂的功效。

食物中的营养物质使机体能自身合成抗氧化剂。一种由机体产生的化学物质——谷胱甘肽——最终负责中和自由基。在细胞中，谷胱甘肽的浓度升高，会降低维生素 E、维生素 C 等自由基清除剂的浓度。膳食与能量的需求决定了自由基生成和消除的量，清除剂补充的作用微不足道。没有遗传缺陷的话，正常代谢过程能产生自由基，也能以无损伤的方式消除自由基。

我们知道，对吸烟者来说，补充 β-胡萝卜素几乎是致命的。超氧化物歧化酶（SOD）被标榜为已知最强的抗氧化剂，实际上却是又一种毫无效果的补充剂。作为药物服用时，SOD 会在消化的过程中分解。只有机体自身产生的 SOD 才可以成为一种重要的酶。那些夸夸其谈的保健品推销员不是对科

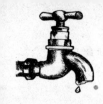

学知识一无所知,就是故意隐瞒事实,欺骗消费者。

维生素 E 是个有趣的话题。天然维生素 E 存在于蔬菜油(特别是小麦胚油)、红薯、鳄梨、果仁、葵花籽和大豆中,其作用目前存在着争议。有些医生仍然对维生素 E 的作用兴奋不已,但支持者正在减少。有理论认为低密度脂蛋白(LDL,有害的胆固醇)的氧化是动脉斑块形成的第一步,维生素 E 可以抑制 LDL 氧化,从而降低发生冠脉粥样硬化及心脏病的风险。但问题是,还没有一项研究结果支持这一理论,尽管许多相关的研究,包括一些大规模的研究已经在进行中。剑桥心脏抗氧化剂研究机构(CHAOS)发现高剂量的维生素 E 能降低心脏病第二次发作的风险,但却增加了再次发作时死于该病的风险。意大利大规模的 GISSI 预防研究和美国预后防止评估研究没发现维生素 E 在心脏病预防中能起到任何作用。

维生素 E 也可能引起出血,特别是对于服用抗凝剂的人群。至 2001 年末,多项研究表明抗氧化剂(很可能主要是维生素 E)会降低他汀类降脂药物的疗效。无论你对美国人的药物依赖持何种态度,他汀类药物的确挽救了数百万美国人的生命。抗氧化剂却没有显示出任何救命的能力,反而妨碍了他汀类药物发挥作用。

美国心脏病学会不推荐使用抗氧化剂。美国癌症学会不推荐使用抗氧化剂。美国国立卫生研究院不推荐使用抗氧化剂。维奇是美国国家酒精滥用与酒精中毒研究所下属的膜生化实验室主任,30 多年前他在关于自由基和抗氧化剂相互作用的报告中说道:"人们不想运动,不想食用健康食品,不想戒酒、戒烟,不想停止危险性行为。他们想服药。那么,祝他们好运。"

不能承受之重:

肥胖与饮食

人们的身高和体型各异,这没什么稀奇。然而在美国,人们似乎都趋近于一种体型:圆形。现在并不是要贬低肥胖者或者瘦骨嶙峋的人。当务之急是,我们应该承认现在美国人的体重比以前任何时候都要重,这是不健康的,我们必须减肥了。

据美国国立卫生研究院估计,超过60%的美国人体重超标,而且这个数字可能很快会超过90%,因为肥胖儿童的人数正在急剧上升。在此并非号召大家追求好莱坞刻意的苗条。也不能否认许多人是在有计划地塑造丰满或健壮的体型。问题在于,随着生活方式和膳食结构的改变,美丽而丰满的体态正在被不健康的脂肪充填。保健专家建议人们努力保持距今约50年前的体型。我们所应该追求的是客观的健康,而非单纯视觉上的美感。

然而,有很多体型苗条的人无论怎么吃都不会变胖,而另外有些人(尽管是极少数)则会出现异常的体重突然增加。我们中的大部分人介乎两者之间。如果我们每天摄入的热量比运动和代谢消耗的要多,体重就会增加。这恰恰是当前所发生的一切。正是在最近的数十年里,人类(和他们的宠物)加入了牲畜的行列,成为热量摄入远远多于消耗的动物。在生物学上我们与祖先没有差别;我们也并没有比祖先懒惰。问题在于我们正在以体力消耗更少的方式进行工作,同时我们正在摄入的食物全是以脂肪、盐和糖为主,相当不利于健康。我们吃下去的是难以消耗的高热量食物,而体力上消耗的热量又相当少,于是我们超重了。这非常自然。

随着越来越多的人跨入肥胖俱乐部,越来越多的骗子开始推销他们所谓的减肥保健餐,例如全蛋白质饮食——很可能是这些减肥餐中最荒谬和

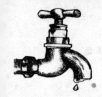

不负责任的。一个人群普遍肥胖和超重的国家根本称不上是一个健康的国家。肥胖和超重是患循环系统疾病、糖尿病和癌症(这些都严重威胁着我们的健康)的主要危险因素。这就是涉及国家意义的时候,美国国立卫生研究院对肥胖和超重使用了"流行病"一词的原因。

超过理想体重20%或以上定义为肥胖。根据性别与身高计算的理想体重都有30磅的正常波动范围,在这个范围内都是标准体重,超过波动范围上限就定义为超重。然而这个超重的定义明显不妥,有些人在一生的大部分时间里都超出标准体重一些,但仍能保持健康。30多岁的时候就出现啤酒肚可不能算是正常现象。肥胖绝不能与体型变化混为一谈。除非出现罕见的甲状腺或者其他代谢疾病而发生体型变化,否则没有人故意想要长胖。

过去,食物远没有现在这么充足,也没有现在这么美味。建于20世纪20年代的扬基棒球场为了适应现代美国人的臀部,不得不减少9000个座位,以把座位的尺寸从15英寸增加到19英寸。这都是极好的食物供应系统和便利的公共设施所赐。我们大量生产最易导致肥胖的食物,例如乳制品、肉类、快餐和方便食品,并很快将其送入口中。同时我们创建了一个几乎不用消耗热量的社会——汽车代替了步行;电梯代替了楼梯;电子游戏代替了户外运动;电动设备代替了手动工具;出现了车库自动门,这在20年前还很少见;房屋和社区的各种设施都倾向于使体力活动最小化。所有需要我们消耗体力的机会都已被技术所替代,就连铅笔刀都是自动的了。"唉呀,我的胳膊,我们无法从削铅笔这种单调沉闷的劳动中解放出来吗?"

在这种美国生活方式下,体重增加是毋庸置疑的。只是体重增加得见鬼地太容易了。我们并无恶意,只是建立了一个完美的便利系统,我们需要跳出这个圈子才能得到运动。这要求我们具有坚定的意志和一些机会,要多么幸运才能骑车5或10英里上下班,每天抽出一些时间来运动——这都是我们的祖先从来没有经历过的。超过半数的美国人都面临着超重的问题。所以不必因为肥胖而感到羞耻。我们中足有90%的人为了保持身材,不得不打破美国的生活方式而进行额外的工作。而对于肥胖者,他们不一定是好吃懒做的人。我们当中那些相当胖的人，很可能是由于长期缺乏运动加上一系列不良的饮食习惯，破坏了他们的正常代谢，使其即使仅摄入生存所需的热量仍然会长胖。

肥胖并非你想象的那样简单。一些人认为肥胖是由于遗传了"肥胖基因"，是命中注定的，这是最大的谬误。如果真是这样的话，那么只要研究清楚肥胖基因，我们就能使全世界人民摆脱肥胖的困扰，这显然有点像天方夜谭。事实上，只有不到1%的人因为甲状腺、下丘脑功能障碍或遗传疾病而出现肥胖。没有人可以大言不惭地说："我很胖，我天生如此。"如果让你去非洲生活几年，每天为了取水步行12英里，以粟和洋槐为食，你肯定会瘦下来的。同样，没有哪个国家或者民族能从遗传上避免肥胖。亚洲人的饮食以少量的肉类和丰富的蔬菜为主，这使亚洲人身材相对苗条。居住在美国的亚洲人则与美国人一样变得肥胖。事实上，如果原本居住在本土的亚洲人移居到美国，开始适应美国的饮食和生活习惯，他们会以更惊人的速度变胖。"肥胖基因"仅仅提示某些人群比一般人需要的热量少，因此他们的正常体重范围上限可能比一般人的高10磅到20磅，而不是100磅到200磅那么严重。

第二个误区是节食减肥。节食根本不奏效。美国国立卫生研究院统计，节食的人群中有95%—98%的人维持"苗条"的时间都无法超过3年，90%的人最终体重增加得更厉害。即便是最直接的节食——简单地减少热量摄入——都不能降低体重。唯一长期有效的减肥方法是改变生活习惯。

为什么肥胖不是命中注定的

"肥胖都是遗传的"这个观念是错误的。如果这个理论正确，那么根据遗传学，现今肥胖人口的比例应该跟100年、500年或1000年前一模一样。在过去的电影镜头中，我们回到20世纪20年代，你肯定能从一群棒球观众中发现一两个肥胖的家伙，但不可能个个都是胖的。这才是人们肥胖的实际情况。电影胶片留下了这些证据。人类历史上有大量有关这一现象的

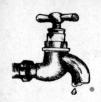

记载。非洲人、亚洲人和阿兹特克人都视肥胖为神秘的事,是超自然力的结果,而非过度饮食所致。在这些地区,人们通常会认为罕见的肥胖者是先知。这些肥胖者很可能处于异常的代谢状态。在中世纪的欧洲,如古罗马,大部分肥胖是富人过度饮食和缺乏运动的结果。肥胖症、肥胖和其他表示体重程度的术语直到近代才得到较好的定义。然而以今天的标准,生活在19世纪的美国人只有不到5%是肥胖的,那时肥胖者都是很富有的人。从20世纪60年代开始,美国的肥胖率由5%—10%激增到12%—50%。现在,富人反倒比穷人和中产阶级更苗条。

然而,你不能以好莱坞的标准去衡量过去大部分人的胖瘦。许多年前,镜头追逐的都是丰满的女性,因为她们被认为是有魅力的,是美国繁荣的象征。而现在苗条的女性更受欢迎(尽管有人指责她们不健康)。100年后的人如果依据今天的好莱坞影片,说不定会以为美国人曾经都是很苗条的呢!我们也不能从过去的肖像画中进行判断。艺术家根据富有客户的要求,添加了大肚子或在肢体周围加上松垮的脂肪,以显示其过着闲暇的生活,免于使人苗条的辛劳。那时的人们要花钱以使自己看起来丰满,即使他们很瘦。18世纪的画家科普利特别擅长在画像中为瘦削的主顾添加以示谄媚的脂肪。

今天绝大部分超重的美国人如果生活在500年前,就会拥有健康的体型。以砍、举、拉、洗、走等劳作为主的生活需要不停地消耗热量。不过这样的辛劳也不一定是好事,他们常常因为劳累过度而过早离世。只不过体型都是苗条的。放心吧,你也本应该是瘦的。相同的基因,相同的人,只是活在食物贫乏、生活艰辛的时代,才拥有了不一样的体重。

"天啊,胖一点吧!"这可能是几百年前大多数人的渴求。普通人都吃不饱,食物中缺乏脂肪,所以不存在节食的概念。大部分人吃蔬菜汤和粥(这是一种谷和水混合的糊状食物)。饥荒是常有的威胁。几乎没有肉类,更别说肥肉了。一幅16世纪的意大利绘画作品描绘了乌托邦的美好图景——烧鸡从天上掉下来。可见那时肉类是多么缺乏啊!与一些居住在美国唐人街的老人交谈,他们会告诉你,过去在中国一年中只在春节的时候才吃一两次肉。他们的孙子在美国天天都吃肉,个个都很强壮。(在中国文化中,胖小孩是健康和富有的象征,祖父母常常会因此感到高兴。)20世纪给富有的国家带来了高脂肪食物,而我们的身体还不能适应,目前依然如此,所以高脂肪食物导致了越来越多的肥胖。

为什么节食不能奏效

节食不能奏效的关键原因在于人的机体并不喜欢减肥。在艰苦的岁月中,机体会设法储存尽可能多的脂肪。脂肪可以提供足够的能量,穴居人在没有食物的情况下靠脂肪能存活数天或数周。考虑到饥荒随时将至,我们现代的机体依然渴望脂肪类食物。毕竟,我们脱离史前状态也不过几千年,这在进化过程中根本算不上什么。我们的机体本质上与早期人类是一样的。

你沉醉于对美味的脂肪类食物的自然渴望,而又忘记了要搬运10磅水到18英里远的地方才能消耗掉它,于是体重就增加了。接着你就开始节食,限制热量摄入。机体对节食的反应就如进入了饥荒时期,它在挨饿,要减少热量的消耗。机体也不想过快地失去那些脂肪,因为它不知道这场饥荒何时会结束,或者下次饥荒何时会来临。如果此时摄入哪怕是一点点脂肪,机体都会牢牢抓住,视如珍宝。

机体会进入"热量保护"模式。为了降低体重,你不得不吃得更少,以进一步降低热量的摄入,因为机体已经重设了一个代谢率,食物转化为能量的过程变慢,从而减少转化过程中的热量消耗。以两位体重均为130磅的女士为例,一位曾经是145磅,经过节食减掉了15磅,另一位则一直保持着130磅。前者的代谢重设为缓慢消耗热量的模式,所以为了维持现有体重,她必须比始终130磅的那位女士每天少吃含250卡热量的食物。这看起来挺不公平,不是吗?

单纯节食技术上是可以控制体重的,但为了变得更苗条而进一步减少热量摄入是不可行的。如果你不小心摄入了"正常"分量的食物,就将再次

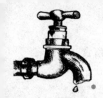

增重,从而进入吃得不多体重却仍然增加的阶段。于是体重不断上升,你不得不吃得越来越少。现在你处于吃得非常少却仍然不能减肥的境地,顶多保持目前的体重。如果经常"不小心",你就会达到一边节食而体重仍在增加的地步。这都归咎于机体害怕饥饿,不顾一切延缓了代谢。不久,你摄入的热量不得不低于身体最小需要量(约 900 卡/天),否则只能眼睁睁地继续发福。这就是很多越减越肥的人现在的处境。节食是一场注定失败的战争,不允许有半点的闪失。

运动能帮助你消耗 250 卡热量,这和少吃 250 卡是不一样的。在上面的例子中,如果那位节食减肥 15 磅的女性选择运动减肥的话,她的机体就不会进入"饥饿模式"了。运动而不是放弃食物,会使机体认为一切如常,因为燃烧脂肪、消耗热量是自然过程,这样代谢就保持着高水平。因此,减肥的最好办法是像穴居人一样每天通过体力劳动或者运动消耗尽可能多的热量。

减肥的另一个误区就是绝对不让体重增加。这不仅要靠节食,还需要调整生活方式。中国农民的生活方式尽管十分艰苦,但却能使你保持苗条。方济各会的修道士每天从事园艺劳作、吃蔬菜,也都比较清瘦。不过似乎没有必要如此极端。良好的生活方式是指饮食与运动以自然的方式结合,保持平衡和协调。例如,普里迪金饮食疗法主张一种几乎不摄入脂肪却充满休闲运动(如走路)的生活方式。肉类是可以吃的,但只是很少量的脱脂部分。事实证明,普里迪金饮食减肥疗法相当成功,不仅使人保持苗条而且方法"温和",大多数人能依从这种有别于斋戒式的减肥方法。另一种美国人易于接受的生活方式来自日本——少量的肉类、足量的鱼类、大量的米饭和蔬菜,结合经常骑车与散步。遗憾的是,日本人却正在接受美国多肉少菜的生活方式,这导致他们的体重开始增加。

上述保持体型的生活方式对于拥有理想体重或轻度超重的成年人效果最好。重度肥胖的人最后增加的体重往往是因为节食。他们减掉几百磅并非不可能,但近似不可能。许多人认为体重起伏波动比一直处于重度肥胖(比如说 200 磅)更不利于健康,我们将会在下文中进行分析。

美食与减肥兼得

你很可能听说过很多疯狂的饮食疗法。无论什么时候听到"美食与减肥兼得",请赶快跑开。事实上,跑步比任何这类饮食疗法更有助于你减肥。

许多节食方案,如体重观察器注重计算热量,提醒你每天的消耗,但仅仅通过限制热量,能有多大的效果呢?热量计算已渗透进市场,如 Tic-Tacs 运动,宣传其产品为仅含 1.5 卡热量的薄荷糖,其他薄荷糖含 4 到 5 卡热量。当然,那些薄荷糖比 Tic-Tac 大四五倍,但这里忽略了一个逻辑。如果把蛋糕做成面包屑大小的话,你就可以说蛋糕只含 1.5 卡热量。1 卡和 4 卡热量的区别实在有限,仅仅是剥开薄荷糖的包装把它放进嘴里这一动作就可能消耗了那么多热量。吃过巨无霸、大薯条和 128 盎司苏打水后,选择吃哪种薄荷糖还有什么意义呢?

最荒唐的莫过于阿特金斯饮食疗法,它宣称你可以吃所有你喜欢的熏肉、肥肉和奶酪汉堡包,但还能减肥。阿特金斯"全蛋白质"饮食疗法集不负责任、不合逻辑、不科学和危害健康于一身,可谓一绝。其他饮食疗法通常只包含一两项。阿特金斯饮食疗法在美国很受欢迎,因为它蕴含着美式哲学,即对不劳而获的追求。

阿特金斯认为,使人肥胖的不是脂肪而是碳水化合物。他在自己的畅销书《阿特金斯医生的饮食革命》开头中明确陈述了这一观点。其要点包括:肥胖症是代谢不堪重负的结果,极少的热量就能使胖子的体重显著增加(十分正确);碳水化合物能使血糖升高,还能刺激胰岛素分泌。(到此千真万确。)但是他接着说:高碳水化合物饮食会导致胰岛素过多,这最终将削弱机体利用胰岛素进行葡萄糖代谢的能力,从而影响对能量代谢和体重的调节能力。(此处出现漏洞了。碳水化合物本身并非罪魁祸首,无节制的饮食才是。)几乎不含碳水化合物,但含大量蛋白质的饮食能使胰岛素代谢过程井然有序。(那可未必。)以含碳水化合物的食物为主食是不健康的;人

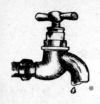
类素来以肉食为主而且身体强健。（说什么呢？）

我们所说的含碳水化合物的食物是指大米、小麦等谷物以及大部分的蔬菜。碳水化合物不利于健康吗？显然不是。那是无稽之谈。除美国以外的绝大多数国家都以含碳水化合物的食物为主食，而非肉类，而除美国以外的绝大多数国家的人们大部分是苗条的，至少在麦当劳和其他快餐文化入侵之前是这样的。米饭是几十亿人的主食。最健康的饮食应该以蔬菜和含碳水化合物的食物（大米、小米、玉米）为主，配合少量的肉类蛋白。

阿特金斯说人类早期以肉食为主，并因此而繁盛，这相当荒谬。几千年前要吃上一块肉显然比今天开车到超市购买一袋已处理好的冷藏肉要艰难得多，而且现在牲畜和家禽都是人工养殖，并且鸡鸭鱼肉一应俱全。赤身裸体地在树林中寻找食物是多么难以想象的事情啊！远古人类无论找到什么都会将其当做食物。实际上，人体拥有难以置信的消化能力，可以主要靠树根、种子和绿叶蔬菜生存。捕猎猛犸似乎很刺激，不过充满了危险。美国大平原地区的土著并非每晚都吃得到野牛肉，捕猎野牛的行动一年只进行几次。他们吃饱了这餐肉，在一年剩下的时间里继续只吃老玉米、豆类和南瓜。生活在加拿大北部的因纽特人是罕见的以肉食为主的民族，这主要是因为他们无法种植蔬菜，一旦抓不到猎物就会挨饿。他们的两大死因是被北极熊吃掉和饿死。这可不是有趣的生活。不知道阿特金斯在鼓吹食肉有多么天然之前，能否自食其力捕获生存所需的肉食。

粮食种植的出现是进化史上的里程碑。人类第一次能把粮食（主要是含碳水化合物的食物）储存起来以应对饥荒。挨饿的人少了，人们更加健康、长寿，这一切靠的是碳水化合物而不是肉类。事实上，所有文明都建立在粮食的基础上。粮食成了商品，成了财富的象征之一。城市发展是得益于粮食丰收。

另外，以含碳水化合物的食物为主食也不会导致糖代谢异常，无节制的饮食才是罪魁祸首。阿特金斯提出，美国人 2 型糖尿病高发是由于摄入了碳水化合物；一旦患上糖尿病，胰岛素不再能适当地调节血糖，人们就会变胖。其实倒过来说是正确的。由于久坐的生活方式和富含脂肪的饮食(包含含碳水化合物的食物,也有炸猪排),那些肥胖者更容易患2型糖尿病。大量食物进入消化系统导致胰岛素过量分泌,出现阿特金斯书中提及的高胰岛素血症,这才是肥胖导致机体代谢紊乱的机制。并不是因摄入含碳水化合物的食物引起代谢紊乱,更不是因代谢紊乱导致肥胖。

要建立阿特金斯所说的肉食文明是不可想象的。首先必须清理大量土地用于种植饲料以饲养家畜。相同的一亩地,种植大豆产出的蛋白质,是种植饲料去养肥一头牛产出蛋白质的20倍。目前,只是为了生产汉堡包,巴西的林地正在遭受前所未有的破坏。美国的牛群每年排出数十亿吨的粪便,所释放沼气加剧了温室效应。大量生产肉类是对环境不负责任。这个星球无法支撑阿特金斯的饮食法。

需要指出的是,蛋白质本身并没有过错,过量摄入才是危险的,缺乏蛋白质并不会致命。如果阿特金斯推荐的是豆类植物蛋白质,情况也不会这么糟糕,但他推荐的是富含脂肪的牛肉和猪肉。穴居人(阿特金斯所说的肉食者)从未见到牛肉、猪肉这样不天然的东西。穴居人打猎得到的都是天然的,如来自羚羊、野鸭和昆虫瘦肉。猪和牛却是现代文明的产物,大量摄入这些富含脂肪的食物最终会导致卒中、心脏病和多种癌症。

阿特金斯饮食疗法的可怕之处是它确实能短期内迅速减轻体重。这跟饥饿疗法的效果一样:因为没有碳水化合物供能,机体开始消耗脂肪。但数周后,会出现酮酸中毒症,过多的酮酸(如脂肪燃烧产生的丙酮)在体内蓄积。这很危险,一旦失去控制,会导致脑功能障碍和昏迷。再过几周,阿特金斯推荐额外摄入一些维生素并增加少量的蔬菜。似乎你需要做的就是:时不时测量下尿中的酮体水平,做自己的医生,以防出现心脑功能障碍和昏迷。

这种富含肉类的饮食其远期效果是无益的。肉类中过量的脂肪最终会提高胆固醇水平,在动脉壁上沉积的脂肪会像橡皮糖一样,限制血流并导致卒中和心脏病。阿特金斯饮食疗法中缺乏蔬菜,导致的营养不良会引起

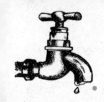

各种问题,从皮肤粗糙、脱发到慢性感染。(阿特金斯推荐的一种"节食方案"是服用含 31 种维生素和矿物质的片剂。)阿特金斯的著作最后提到,小心便秘、体液阻滞、疲劳、失眠及其他可能出现的不良反应。最后一句是这样写的:阿特金斯从事这一饮食疗法的研究已经有 30 多年。然而当时他根本没有发表过任何文章,表明通过与其他饮食疗法比较该疗法具有临床上的优势。这些江湖游医在他们自己的书里公布看上去铁证如山的研究成果,而严谨的医学研究者则在《新英格兰医学杂志》、《柳叶刀》等权威期刊发表真正的研究成果。

肥胖的权利

肥胖者往往在各方面都遭到歧视,人们嘲笑他们的样子,随意给他们安上懒惰的标签,他们还有可能因此失业,有时甚至无法收养小孩。全美接纳肥胖促进会(NAAFA)开展了一项为肥胖者争取权利的运动。他们认为肥胖者同样具有参与正常生活的能力,尤其是那些强壮的运动员,尽管体重维持在较高的水平,只要不是显著超重,他们和苗条人士一样健康。研究表明,在不受歧视的环境下生活的肥胖者比生活在美国的肥胖者更健康,因为在友好的氛围中,肥胖者不会遭受压力和歧视,没有负罪感,也不会去进行有害健康的节食。

然而这个观点并非完全正确。波利尼西亚人常被认为天生肥胖,他们在遇到欧洲人之前的确是健壮结实的。一些文化认同肥胖,许多南太平洋岛国的居民就很胖。但也有一些岛国,如汤加和美属夏威夷群岛上的居民认为肥胖是他们的主要健康问题。2 型糖尿病过去闻所未闻,而今却以惊人的速度威胁着波利尼西亚人,甚至连儿童都不能幸免。它会引起循环系统疾病,影响视力并常常导致早逝。同样,曾经健壮结实的加拿大和格陵兰岛上的因纽特人由于碳酸饮料、方便食品入侵及缺乏运动而变得弱不禁风。和他们的"胖邻居"一样,他们付出了身体素质下降和自杀率上升的代价。肥胖症、糖尿病和抑郁症在美国本土猖獗,并横扫整个北美大陆,这与好莱坞理想式的美丽似乎大相径庭。胖人因肥胖而闷闷不乐。澳大利亚原住民也有同样的烦恼。在澳大利亚北端的托雷斯海峡群岛上,成年人的肥胖率已接近 50%。对于美国和澳大利亚的原住民来说,接受肥胖的事实是一个悲剧,更是一种耻辱。因为肥胖代表了他们在过去 200 多年中忍受的文化压迫。因此,对于绝大部分人来说,肥胖就是不健康。

关心一下蟋蟀?

diet(节食)一词来源于希腊文 *diaita*,意思是固定的生活方式。遗憾的是,这些年来,节食已变成快速减肥的小花招。或许我们该回归它最原始的意思,并改变现在的生活方式。美国人的生活方式明显是有问题的,因为瘦子来到这里就会发胖。不是水的问题,不是碳水化合物的问题,也不是遗传的问题, 更不是因为美国人懒惰——我们比以前任何时候都睡得更少,工作更努力,压力更大。关键在于富含脂肪的方便食品和体力活动的缺乏。寻找肥胖基因和研究减肥药物仅仅是为了在继续不运动(亲爱的,扔掉遥控器吧)并摄入高脂食物的同时,企图仍然保持理想体重。

炸蝗虫和蟋蟀是一种在东南亚很受欢迎的小吃,而在美国最受欢迎的两种食物却是薯片和炸薯条。我们可对此作一简单评估。固然,我们当中有些人会比其他人更容易发胖。但我们不能听天由命,不能认为发胖是不可避免的。如果在另一个年代或另一个国家,我们会变得苗条些。

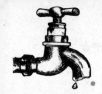

不适合喝牛奶吗？
牛奶与健康

牛奶并不为大多数文化接受，很多人也消化不了牛奶。牛奶因富含钙而闻名，钙是一种相当重要的矿物质，能使骨骼强健。但牛奶也富含脂肪、动物蛋白和人工合成激素。注射激素后会使牛的产奶量达到其一个世纪前的祖先的两倍。这些激素对健康有无影响不得而知，也不清楚其对人体钙质吸收的影响。但显而易见的是，富含钙质的蔬菜比牛奶对人体更有益。

问题出现了，钙很重要，但牛奶中含有激素等成分。最直接的解决办法是找到钙的其他来源，那也是大多数国家所采取的方法。例如，同等热量的情况下，羽衣甘蓝的钙含量较牛奶丰富得多。但是在沙丁鱼、凤尾鱼、大豆和豆制品、西兰花、烧鸡的诱惑下，谁又愿意吃富含钙的绿叶蔬菜呢？

美国的主要健康组织，包括政府和私人的，都主张喝富含钙质的牛奶。在食物金字塔上，乳制品稳稳占据着重要位置。一些偏执分子甚至指责乳品业与这些组织勾结。真相不得而知，但美国的健康专家倡导补钙时除了牛奶提不出其他。没有人会提议用凤尾鱼的触须补钙。健康组织绝对不会倡导人们，特别是儿童去喝汽水和含糖饮料，而不是喝牛奶。

钙有什么好处呢？钙能够强壮骨骼。在人类漫长的一生中，这种重要的矿物质不仅固定于骨头上，还会进入血液，作为肌肉收缩、心脏平稳跳动和神经冲动传递所必需的元素。钙也是能量代谢和废物消除的关键。骨骼持续地向血液中释放钙以执行这些功能，同时又不断从食物（比如凤尾鱼）中吸收新的钙。因为青少年的骨骼、肌肉和神经生长迅速，所以他们需要的钙最多。直到30岁左右，我们摄入的钙大部分被储存在骨骼中。钙质沉积很重要，因为后期骨头对钙的吸收低于钙的流失。钙的储存从年轻时开始，就像退休金一样,用以年老时每日所需钙的支出。没有固定的储存或没有持续的补充,骨头会变脆并易折断。所以老年人对钙的需求量跟年轻人一样。骨质疏松症是一种骨钙的释放量远远超过其吸收量的疾病,至今原因不明。美国很多绝经后的妇女患有某种程度的骨质疏松症,一些男性也受到这种疾病的困扰。

牛奶的坏处是什么呢?牛奶最大的坏处来自脂肪。美国国立卫生研究院和国家骨质疏松基金会建议你喝的是脱脂牛奶(不太受欢迎)。全脂牛奶大约含4%的脂肪,而牛奶脂肪易于导致肥胖。母乳喂养就可以使婴儿变胖。为了让美国俘虏在被释放回家前变胖,德国和日本都曾给他们吃冰淇淋和牛奶脂肪。这种情况几个星期还好,但长期摄入牛奶脂肪的话,随之而来的是脂肪堆积一辈子——血液中胆固醇水平升高并导致动脉闭塞、卒中和心脏病。如果想要牛奶喝得健康,你至少得选择脱脂牛奶。20世纪50年代的孩子们喝了大量牛奶,确实没患上明显的疾病(除了现在美国中年人胆固醇水平高这一事实外)。遗憾的是,现今儿童玩耍的方式不再像以前那样能够消耗足够的热量,脂肪的累积开始得更早。

牛奶也含有动物蛋白,这本身不是坏事。但令人难以理解的是,动物蛋白会促进骨钙释放并通过尿液排出体外。所以牛奶喝得越多,钙流失得也越多。科学家为其确切的比例而争论,但大部分相信喝牛奶还是利大于弊的。然而,一些科学家指出,那些乳制品消耗最多的国家(斯堪的纳维亚地区和美国),髋骨及其他骨头的骨折率最高。骨折是衡量骨质疏松的常用方法。实际上,耶鲁大学的研究人员已经明确了一般情况下摄入动物蛋白与骨质疏松症的关系,并解释了骨质疏松在南非很少见,但在喝牛奶和吃肉的非洲裔美国人中很常见这一现象。哈佛正在进行的护理健康研究历时多年,尚未证实牛奶可以预防老年女性髋骨骨折。

过量的钙还可能降低血液中某种抗癌型维生素D的含量。具有讽刺意味的是,维生素D正是钙进入骨骼所必需的。正常情况下,人体在晒太阳后会间接产生大量维生素D。斯堪的纳维亚人缺乏阳光,缺乏维生素D,尤其在冬季,因此他们面临着三重打击:大量骨钙溶解入血,维生素 D 缺乏,抗癌型维生素 D 显著减低。

牛奶本质上是液态的肉,而且由于美国源自肉类和乳制品的高蛋白饮食,而进一步提高了钙的需要量。美国人每天需要 1000 到 1300 毫克的钙。众所周知,蛋白质的摄入必然伴随着钙的流失。形成鲜明对比的是,亚洲人每天只需至多 500 毫克的钙而骨骼更强壮。他们摄入较少的肉,却从绿叶蔬菜、豆腐和能连骨吃掉的小鱼中摄取钙。与世界其他地区的人相比,亚洲国家的人骨质疏松率更低,而且没有食用乳制品的传统。其中乳制品消费率最高的日本,骨质疏松症的发病率也最高。即使不考虑钙溶解的因素,尽管牛奶含钙量很高,但它无法将全部的钙运送给人体,关键在于吸收。人体仅能吸收其中 32% 的钙,相比之下,对羽衣甘蓝、西兰花、芥蓝、萝卜叶、抱子甘蓝的钙吸收率却超过 50%。因此,全脂牛奶似乎是最糟糕的补钙品之一。如果真想喝,就选择脱脂牛奶吧。

牛奶中的激素同样伤脑筋。母乳喂养的初衷是给予婴儿所需的营养和抗体以建立免疫系统。但母体中的毒物也会由此传给新生儿。香烟中的毒素和酒精都能轻而易举地进入母乳,含有威士忌的母乳甚至能把一个婴儿灌醉。就乳汁的产生来说,牛和人并没有什么区别。给牛注射的抗生素和人工合成的生长激素会在牛奶中浓缩,然后被我们喝下去。喷洒在食物上的农药可以洗去,并不是很大的健康隐患,然而上述抗生素和激素却浓缩在牛奶中。一种由孟山都公司出品的重组牛生长激素(rBGH)会致癌。相关研究还在进行中。欧盟反对使用 rBGH,在 1994 年对其下达了 2 年的禁令,并延续至 2002 年。确实,欧盟反对很多好的事物,赞同很多愚蠢的事物,比如顺势疗法和哈塞尔霍夫①的演唱。他们对花费几百万美元从事这项研究也

① 哈塞尔霍夫(David Hasselhoff),凭借《海滩救护队》在全球拥有超过 11 亿的观众,被吉尼斯世界纪录列为"全球被观看人数最多的电视明星"。尽管在美国本土的事业多有高低起落,但是作为演员和专业歌手的他在澳大利亚、欧洲的大部分地区特别是德国却一直享有极高的知名度和人气,"德国人喜欢哈塞尔霍夫"这句话在美国甚至成为了某种特定讽刺和调侃意味的常用段子。——译者

很担忧。

rBGH能增加牛奶的产量。注射了 rBGH 的牛通常寿命变短或易患上乳腺炎,使牛奶中混有脓液。这已经不仅是人类健康的问题,还牵涉到动物权利。rBGH 对人类健康的影响是未知的。这种激素似乎会升高另一种名为胰岛素样生长因子 1(IGF-1)的牛激素的水平,喝牛奶的人会同时摄入这种激素。1998 年的《科学》杂志发表了哈佛大学一项对 15 000 人进行研究的结果,提示血液中 IGF-1 水平高的人群发生前列腺癌的风险比一般人群高 4 倍。这令反对喝牛奶和反对孟山都公司的人大为鼓舞。尽管单个研究证明不了什么,然而 rBGH 背后的孟山都公司确实隐瞒了这个事实,值得人们警惕。还记得吗,孟山都的口号是"没有化学物质,生命就不可能存在"?

许多牛身上都使用了 rBGH,数百万人稀里糊涂地饮用了它们产的奶。直到 1997 年,一部奇怪的法律才开始禁止奶农在他们产品标签上自诩没有使用 rBGH。Ben & Jerry 冰淇淋也被禁止称他们使用的牛奶不含 rBGH。最为臭名昭著的事件来自孟山都公司,他们曾经企图隐瞒不良事件,堵住新闻记者的嘴。1996 年,佛罗里达福克斯电视台评论员阿克拉和威尔逊设法报道了孟山都公司和 rBGH。孟山都公司向电视台施压,试图封锁消息,最终电视台妥协了,并解雇了这两位评论员。后来,阿克拉成功控告福克斯电视台违反了佛罗里达的"吹哨者"法律。由于他们的贡献,阿克拉和威尔逊还获得了 2001 年国际戈尔曼环境奖。《纽约时报》还刊登了他们的照片,用了一整页报道此事。

暂且把这些尔虞我诈搁置一边。事实是,世界上 75% 的人对乳糖不耐受,这意味着他们缺乏充分消化牛奶所需要的酶。他们喝牛奶并不会危及生命,但会出现胃痛、排软便和胃肠胀气。具有西欧血统的白种成年人也许是唯一能消化牛奶的群体。所有新生儿都能产生乳糖酶,但大部分在断奶后就丧失了这种能力。根据 1996 年在《美国饮食学会杂志》公布的一项研究结果,大约 50% 的墨西哥人、70% 的非洲裔美国人及美国原住民,和至少 90% 亚裔美国人乳糖耐受不良。这些人群一次仅能应付少量牛奶。欧洲人是

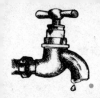

首个接触牛奶的人群,他们大约在 1 万年前就产生了乳糖酶。而对于整个人类历史而言,喝牛奶还是最近开始的事。

斯波克医生是美国最著名的儿科医生,1991 年成为素食主义者后明确反对喝牛奶。他认为 2 岁以下的儿童不宜喝牛奶。医疗机构强烈抨击了斯波克,称牛奶含有儿童生长发育需要的重要营养成分,包括钙、核黄素、维生素 A 和维生素 D。确实,汽水及其他含糖饮料不含这些成分。但请注意,核黄素和维生素都是牛奶的添加剂,并非天然的牛奶本身含有的。事实上,任何饮料中都可以添加维生素。加工后的橙汁含钙量可以跟牛奶一样。50年前,橙汁并不常见,所以学校会选择在午餐时添加强化牛奶。还有什么可喝的呢?

乳品业将会一如既往地宣传他们的产品。如果你的孩子正在喝不含有害添加剂的脱脂牛奶,而不是可乐,那是不错的选择。但当你看到老的宣传口号"牛奶有益健康"时,也许你对牛奶已经有了更确切的认识:"牛奶可能比饮料更有益健康,但没有充分的科学证据证明这一点,也许你的身体根本无法消化它。"

有机的推论：
有机食品的益处

你对"有机食品"怎么看？很多城市人认为有机食品就是指来自农村的产品，并联想到这样一幅场景:饱经风霜的农民戴着草帽在田间劳作,开着破旧的拖拉机穿过贫瘠的土地。你也许会想象,产有机牛奶的奶牛过着幸福的生活,它们在草场上舞蹈,跳得比月亮还高,就像奶瓶上画的一样;而有机母鸡躺在画着星星的暖和的毯子里过着怡然自得的生活,最后就心甘情愿地把脖子架到砧板上。

事实并非如此。有机产业规模庞大,内部相当复杂。举个例子,Horizon公司以科罗拉多州为基地,控制着约70%的有机牛奶市场。很多产有机牛奶的奶牛跟普通奶牛一样,整天关在暗无天日的栅栏里,并且每天要产3次奶。唯一不同的是,它们是用有机饲料喂养的。有机母鸡也一样,并非广告上说的"自由散养",而是都关进笼子,"自由地"和数千只同类在一起。(有些农民甚至会砍掉鸡喙,以免鸡群在如此拥挤的情况下互相攻击致死。)尽管情况不都是这么糟糕,但消费者不能因为有机食品的标签就完全放心。有机蔬菜的情况也不乐观。全美国一半的有机食品产自位于加利福尼亚的5个农场,这些农场常常紧挨着种植普通粮食的农田。每年更多的本地有机农户必须把收成全部卖给"有机"公司,而这些有机食品是紧挨着普通食品生长的。一旦某个农场规模扩大,消费者就更难判断它们的食品是不是真正的有机食品——肥料是否来源于在有机谷物种植场放养的牛的"有机"粪便,有没有被紧挨着的普通农场的农药污染。

"有机"到底意味着什么？"有机"这个词在化学家看来是可笑的,因为所有食物都属于有机物。从专业角度讲,有机物指包含氢、碳原子链的碳氢

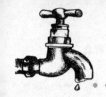

化合物。所有的生命体都是有机物。包括汽油,因为它来自数百万年前腐烂降解的植物。我的一位邻居是干洗工,他自诩只使用"有机溶剂"。那明显是利用了公众中存在的"有机的"等于"安全的"这一误区。实际上,自从法国人19世纪发明了干洗剂以来,每一代干洗剂都是有机物。现今在美国,超过85%的干洗店使用的是四氯乙烯。再低劣的材料也统统是有机物,只有岩石等物体才是无机物。

20世纪70年代早期兴起的反传统文化和回归乡村运动标志着有机运动的开始,他们对"有机食品"的定义确实有一定意义——农户使用来源于动物和植物的肥料(即粪肥和堆肥),并让鸭子和黄蜂吃掉杂草以及害虫。这就是目前食品标签上所指的有机食品的定义——不在于食物本身而在于培育食物的过程。早期的有机农户种植量很少,并通过各种作物混合种植防止虫害,因为过多的同种作物(比如谷物)会吸引小麦盾螨等害虫。这个做法是合理的而且沿用至今。这些特立独行的农户靠着向特定商店和公司出售他们的产品生存了下来,即使利润很少。遗憾的是,这些小农场即使联合起来也无法满足现代社会对有机食品的需求。农民无法在小块土地上生产并收获大量的各种各样的食物。普通农业有更高的生产效率——在无边无际的农田里种植同一种作物(玉米、小麦、土豆),通过大量的杀虫剂杀灭害虫,进行全机械化扫荡式收割并打包。

到20世纪70年代中期,环境破坏的恶果相继出现,例如克里夫兰凯霍加河的大火。觉醒的消费者开始追求有机食品,但当时的个体有机农户显然无法满足急剧增长的需求。不久,大企业看到了其中丰厚的利润。所以ADM(Archer Daniels Midland)、都乐(Dole)和其他一些"地主"创建或收购了大批有机农田。美国农业部给予他们宽松的政策,尤其是有机食品标准,允许他们在"有机"标签下使用污水污泥、放射线和基因修复技术。到了1997年,那些真正的有机农户愤怒了,他们在市场召集群众请愿,联名上书抗议新的标准。污水污泥、抗生素和激素如今都排除在有机食品标准之外。但战斗还没结束。有机食品仍然会经过加工,被制成糊状,和普通食品一样没有营养。糖、盐和脂肪都是有机物,但都不能过量食用。毕竟还有有机的快餐。很多人购买这种食品是因为他们认为"有机的"就是"健康的"。

在食品工业中"有机"的概念是:食品在生长过程中没有使用人造杀虫剂,牲畜在几个月到数年的生存时间内一直使用有机饲料。即便如此,有机食品仍有可能被污染,并和普通食品一样可能有害也可能无害。有机肥料添加了铅、砷和其他对植物有潜在毒性的重金属,它们不能像化学杀虫剂一样被洗掉。而且所有的食物都含有大气中的二噁英和其他污染物。有机产品本身可能就是污染的化身:如果垃圾食品大部分(非全部)成分是有机的,那么垃圾食品也是有机食品。白面包和奶油蛋糕是有机食品;主要成分为糖、盐和漂白面粉的谷物早餐也是有机食品;牛奶也是有机食品,即使它经过"超巴氏消毒"——一种能延长牛奶保质期的技术,即把牛奶加热到常规巴氏消毒温度以上,从而杀灭细菌,但同样也破坏了维生素和酶。水果也是有机食品,即便是种植在工人偷吃水果被抓到就要砍掉双手的军事独裁环境之下。即使是产自被终身监禁的家畜和家禽,乳制品和蛋类也是有机食品。那些标签上没有特别加以说明,其实有机牲畜都与普通牲畜一样,其境遇惨不忍睹。

人造杀虫剂确实能致癌,但概率很低。环保局要求将其控制在 1/1 000 000 以下。(你被食物噎着的风险是 1/100;去问问小布什总统吧。)N-二甲氨基琥珀酰胺酸是一种人工生长调节剂。1989 年,国家研究防御委员会(NRDC)发表了一份题为《极度危险:儿童食物里的杀虫剂》的报告,严重影响了苹果市场,报告宣称接触 N-二甲氨基琥珀酰胺酸导致新增儿童癌症 6000 例。要知道儿童癌症相当罕见,6000 例是年发病例数的两倍,因而这份报告引起了巨大的反响。哥伦比亚广播公司新闻节目"60 分钟"进一步渲染了这个故事,好像是国家研究防御委员会委员强迫其播放的一样。恐慌接踵而来。学校禁止吃苹果,苹果酱和苹果汁在超市货架上无人问津,苹果市场极度萧条。尽管市场上出售的苹果仅有 15%喷洒了 N-二甲氨基琥珀酰胺酸,但仍有许多小规模种植的农民失去了他们的土地。环保局把 N-二甲氨基

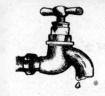

琥珀酰胺酸列为潜在的致癌物，这更多地是出于政治因素而非科学因素。(只有几个尚不完善的动物研究显示 N–二甲氨基琥珀酰胺酸是有害的，且仅在很高剂量使用的情况下。)这是环保团体得不偿失的胜利。N–二甲氨基琥珀酰胺酸消失了，但很多无辜的苹果种植者也消失了。更糟糕的是，有机苹果种植者投入了大量资本，以为有机苹果的销量会迅速上升，但这种繁荣并没有出现。N–二甲氨基琥珀酰胺酸的恐慌很快消退了，人们重新购买普通苹果。这次风波给小规模农场主带来了损失，而他们正是国家研究防御委员会喜欢的农民。而最终研究发现，N–二甲氨基琥珀酰胺酸似乎不会也不可能致癌。

那些富人喜欢选择有机食品，一方面他们完全买得起，另一方面他们那样做会觉得更有安全感。然而，这些有机食品最大的消费群体是否真的走在了全民健康的前列呢？他们可能会使用化学杀虫剂来保护豪宅的草坪，这使得他们的小孩和左邻右舍接触到的有害物质浓度比非有机食品高得多。他们还可能驾驶着耗油的跑车，而他们每次加油时都会接触到致癌的含苯烟尘。他们也逃不开大气中致命的污染物。

30 年过去了，没有研究结果表明食用有机食品的人比食用普通食品的人更健康。美国没有一位百岁老人是靠吃有机食品保持健康的。库什是"长寿生活方式"的创立者之一，她倡导只吃有机蔬菜和谷物，认为这样不仅能预防而且能治愈癌症。她 69 岁时患上了宫颈癌，并于 9 年后的 2001 年去世。库什也是一个和平主义者，单枪匹马在美国推进"全天然"饮食运动。但正如她亲身经历，显然这种饮食没能挽救生命。

使用农药并非问题食品对健康的真正威胁所在。食用被有害细菌污染的食物比食入任何沾有杀虫剂的食物更易得病，甚至是致命的。注有有机食品的标签并不等于无菌，有机食品同样可能被沙门菌、大肠埃希菌、李斯特菌和弯曲杆菌等食物携带的细菌污染。调查结果的差异很大，但即使是最保守的数据也让人揪心。美国农业部估计，40%的鸡肉含有害细菌；食品和药品管理局的数据为 60%。《消费者报告》的编辑人员分析认为应该是

71%,而明尼苏达州卫生部发现在该州 88%的鸡肉携带弯曲杆菌。事实上,美国市场上所有鸡肉都含有一定的大肠埃希菌。疾病控制与预防中心估计,食物携带的细菌每年引起 5000 例死亡,325 000 例入院以及 7600 万例轻度疾病(如腹泻)。煮熟食物可以杀死细菌,但我们总是生吃生菜和甘蓝,而这两种蔬菜又是最易受污染的。

很难想象美国的食品供应会受到如此严重的污染。这主要由于食品的规模化、大批量生产,而不再是地方性生产。记住,有机食品不再意味着地方性生产。食品在一个地方生产、加工,然后进行远距离运输,最后到达超市,每个环节都可能使食品受到污染。加工环节是沾染细菌的主要来源,而食品加工厂每天工作量惊人。以牛肉加工厂为例,每分钟就有数头活牛被处理成汉堡包里面的牛肉片,可想而知场面之血腥,这样飘着恶臭的生产过程容易吸引细菌。牛的粪便、运输的肮脏的卡车、工人去厕所后没有洗净的双手、超市的砧板,都是细菌的来源。此外,冷藏不当或者运输距离过长都会使细菌迅速繁殖。再次,你只能相信当地的肉商了,但那些更可靠的本地肉商都已经破产了。

有人提议在肉类加工厂辐射杀菌。这并不能一劳永逸,因为这些食物在放到锅里之前很容易再次受到污染。防止食物传播细菌的最佳方法是彻底洗净食物并煮熟。其次,购买本地的肉类和蔬菜,它们一般更新鲜且加工的环节更少。可见,购买有机食品并不能使你远离细菌。有人为有机水果和有机蔬菜辩护,因为这些食品曾被施以粪肥,所以它们比非有机食品更可能不含有细菌。与之相反的观点目前还未找到。

反对进行普通耕作方式是因为每年投放到土地的大量人造杀虫剂和化肥会破坏有益的昆虫和微生物系统。杀虫剂会最终渗入地下水或直接冲进下水道。这个问题确实需要解决。有机耕作具有优势,虽然它为了控制杂草的生长需要过度开垦,从而耗竭氧、氮和其他一些土壤中的基本元素。既然我们选择扩大有机农场的规模,但又不能用手除草,折中的方法是使用丙烷枪,其自身能放出有毒气体来除草。总的来说,有机耕作比普通耕作更

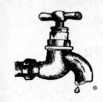

合理,但普通耕作究竟有多大不合适尚无定论。同样,没有人能肯定在发生饥荒或虫灾时有机耕作能否满足全世界人口对粮食的需要。你知道最近一次美国发生蝗灾是在什么时候吗?1867年蝗虫仅仅用了几天的时间就吞食了整个达科他州的农作物。在农药出现之前,这种灾害每隔数十年会重复一次。

购买有机食品也有两个好处。有机食品批发商和经销商往往是因为关注食品质量而进入这个行当的。因此,他们倾向于提供更多品种的新鲜蔬菜和其他更健康的食品。一般而言,销售普通食品的超市不会精心挑选蔬菜,储存和摆放也不十分讲究,而有机食品商店则更加注重新鲜、干净和多样化。这好比自来水和瓶装水的口感有差距一样。支持有机食品市场意味着更加关注食品质量,购买有机食品也就是支持有机食品生产者——与从事普通耕作的人不一样,他们致力于避免化学杀虫剂等对人类健康的危害。

20世纪70年代"反传统文化和回归乡村运动"对有机食品的最初定义是:有利于土地、有利于动物并有利于农民。那场运动的追随者也许会反对严谨的有机耕作,转而支持本地传统耕作方式。毕竟,本地小规模农场种植的蔬菜最适合当地的环境,农民也不会因为使用杀虫剂或除草剂而受到过分指责。失去支持的话,这些农民的土地就会被地产开发商掠夺,开发为住房或购物中心。在美国,这样的结果是所有的食品都将产自加州中央山谷产区,那里曾经是天然沙漠,目前靠大规模河流改道进行人工灌溉,是有机食品的主要产区。

水无处不在：
瓶装水与自来水

　　饮用瓶装水比饮用自来水更有利于健康吗？未必。市场上销售的许多瓶装水实际上就是城市的自来水，只不过在工厂里经过不同程度的过滤，起了一个如"冰川山泉"或"天山甘露"这样华丽的名字。如果考虑到氟化水能防止龋齿并能预防与口腔感染相关的癌症，那么通常情况下，饮用自来水不仅安全(这取决于你居住在哪座城市)，而且更有利于健康。

　　如果你去墨西哥旅游，有人会劝你不要喝那里的水。美国人显然已经不相信自己国家的自来水了。1999 年，瓶装水在美国的销售额已超过 50 亿美元(全球总销售额为 350 亿美元)。国家资源保护委员会启动了一项为期 4 年的饮用水研究，1999 年公布的结果表明，大部分美国人选择饮用瓶装水的原因是他们认为饮用瓶装水比饮用自来水更有利于健康。并不富裕的人也会同有钱人一样选择瓶装水，因为他们对所在社区的供水质量更加心存疑虑。大部分美国家庭可以获得充足的自来水供给，每加仑不到 1 美分，而瓶装水的花费是自来水的 250 倍至 10 000 倍。花大钱购买高档水值得吗？从口感上来说是值得的，但从健康角度考虑却并无多大意义。

　　喜剧演员菲尔兹是一个臭名昭著的酒徒，他曾因为"鱼类在水里小便"而拒绝喝水。没有一种饮用水是完全纯净的。在不同的区域，水里的矿物质和金属含量各不相同。在环境保护局的监管之下，美国的自来水取自于湖泊和水库的表层水，或乡村地区的地下水。水在加工厂里会经过灭菌处理(通常用氯)，并确保砷和铅等有害物质降至极低的水平。不是所有的污染物都会被清除，因为污染物是以每百万、十亿或万亿水分子为单位检测的，有一定的安全浓度标准，将污染物浓度进一步降低对健康而言并不会产生

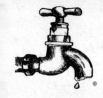

多大帮助。况且这样做耗资巨大,这些钱完全可以投入到教育和公共事业上去。

瓶装水属于食品,由美国食品和药品管理局以不同于自来水的标准监管。因此,相对于环境保护局监督下的自来水,一些瓶装水含细菌和金属元素的水平比环境保护局对自来水的要求更高。还记得毕雷矿泉水公司在1990年因为苯超标而召回总价为13 000万美元的瓶装水吗?毕雷可是矿泉水中的高档品牌!但在我们谴责消费者出于健康原因购买瓶装水的愚蠢行为之前,我们先来看看自来水可能存在的弊端。

大城市通常在提供安全饮用水方面做得很好,但最近也出现了一些问题。华盛顿就出现过令人触目惊心的问题。1996年美国军方的工程师发现整个首都供水系统的细菌计数都很高,政府立即采取了提高氯浓度的方法杀灭细菌。氯是有效的消毒剂,但会使水变得难闻,而且会与其他分子结合而产生致癌物质(这将在后文详述)。此后,细菌时不时还是会入侵该地区的供水系统。

健康人能够应付普通感染,例如隐孢子虫和贾第虫等引起的感染。儿童、老年人和免疫功能不全的人就不好说了。对于这些人群,微小生物可引起严重的腹痛、腹泻甚至死亡。1993年,在威斯康星州密尔沃基的一次隐孢子虫暴发导致了约40万人感染,100多人死亡。这些微小生物可能来源于放牧在密歇根湖畔的牛的粪便,而密歇根湖正是密尔沃基供水系统的源头。工业污染物(可杀死鱼类)被过滤掉了,但隐孢子虫却漏掉了,酿成了这次悲剧。

自来水的确因为氯而变得难闻。然而,大量味觉试验都证实大部分的美国人并不能分辨自来水和瓶装水。我们买瓶装水,认为包装越精美,味道就越好,这基本上是心理作用。大部分城市居民认可使用氯对水进行消毒,因为氯能消灭对人类极具杀伤力的细菌。公共卫生就是为了预防传染病暴发流行。然而大规模使用氯消毒剂却造成了波及数百万人的慢性水污染。饮用瓶装水不是对策,毕竟无法给每个人提供瓶装水。实际上,相对氯强大的杀菌作用,氯的致癌性可谓微不足道。氯与水中有机分子反应产生的三卤甲烷(如氯仿)仅在高浓度时有可能致癌,如可能引起极少数人出现慢性肿瘤。何种浓度的三卤甲烷才算多呢?加州设定每10亿单位自来水中三卤甲烷浓度不能高于10个单位,而一些瓶装水则超过了这一上限。事实上,大部分三卤甲烷都是在洗热水澡时吸入的,而不是来自直接饮用的自来水。有些人正寻找氯的代替品,例如使用被认为是安全的臭氧。

游泳池的氯含量比自来水高得多,却没有人在意。如果你能闻到氯的味道,说明你已经把它吸进去了。那些躺在游泳池边享受的人钟情于毕雷矿泉水和"天山甘露"的味道,却不知道与游泳池的氯含量比较,自来水简直是小巫见大巫了。如果自来水中氯能致癌,其概率也相当小,因为尚没有研究获得具有显著意义的数据。而且我们仍在大量饮用自来水,不用氯消毒的结果是不堪设想的。世界卫生组织估计每天全球有25 000名儿童死于水污染引起的疾病。足量的氯消毒剂和更好的卫生习惯能有效控制这一局面。20世纪90年代,秘鲁因水质量监控不力和氯的缺乏而导致了长达10年的霍乱流行,并波及邻近国家,造成超过15 000人的死亡。

人们常常把铅含量作为自来水质的安全指标。水离开处理厂时是干净的,但输送过程中在老房子的旧水管中会受到铅的污染。一些新房子的水管是不含铅的,但焊接的时候却使用了铅。铅中毒可以导致儿童学习能力低下。但请记住,你和你的父辈都生活在含铅油漆和汽油的世界里。这样的话,如果说饮用自来水使人学习能力低下,那大部分美国人之前接触到的铅足以使他们变笨。多么可笑的推论!热水尤其会导致铅从水管和焊接的地方释出,所以在喝水或使用水烹调前先把水冷却,就可以极大地减少铅的接触。乡村里的人从井里打水,这样的水没有经过对细菌、金属、农药,甚至汽油等有害物质的检测。你得靠自己。幸运的是,家庭自测工具和过滤系统都是买得到的。

当环保局考虑放弃由惠特曼提出的把饮用水砷水平降到10/10亿(ppb)以下的计划时,砷成为2001年新闻的头条。数十年过去了,砷的水平

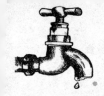

仍维持在 50 ppb，虽然越来越多的人担心这会增加膀胱癌和肺癌的发病率。2001 年 9 月，美国国家科学院公布的一份报告表明，即使砷的水平降到 10 ppb 还可能不够安全。大部分城市砷的水平比这个低，有问题的地区在美国乡村(那里砷是矿业的副产物)，1300 万美国人受影响。虽然砷是个问题，但还不能成为使大部分美国人喝瓶装水的理由。

事实上，瓶装水并没有保证不含铅、砷或细菌。实际上，瓶装水规定允许有一定量的大肠埃希菌，而自来水禁止含有这些污染物。1999 年，国家资源保护委员会对 103 种品牌瓶装水进行检查，发现大部分产品质量很好，但 1/3 瓶装水含有的污染物(人造有机化合物、细菌和砷)超过国家标准或瓶装水工业指南所允许的范围。其他的检测也发现大约 1/4 到 1/3 的不合格品牌。如 2000 年由位于俄亥俄州克里夫兰的凯斯西储大学口腔医学院组织的一项检测，研究者在供检测的 57 瓶瓶装水中发现 15 瓶含有 10 倍至 1000 倍于克里夫兰水厂标准的细菌。瓶装水公司可能会说他们的产品不含氯或有害元素，但他们错了。

究竟什么是瓶装水？国际瓶装水协会估计，在美国出售的瓶装水有 25%—40%来源于城市供水——与水龙头出来的水一样，唯一不同的是这些瓶装水是经过过滤的。通常标签会写上"过滤水"或"纯净水"。百事公司的叫做阿夸菲纳(Aquafina)纯净水，可口可乐公司也有自己的过滤水。通常这些产品的包装上都有美丽的山脉而不是水处理工厂。夸张的做法如阿拉斯加瓶装水自称"阿拉斯加冰川优质饮用水：来自远离污染的最后一块净土，无菌。"美国食品和药品管理局在得知该公司的水是来自公共供水系统后，勒令其更改标签。

矿泉水来自于山泉，如波兰泉；井水是来源于地下水库；蒸馏水是纯粹的 H_2O，没有任何营养价值；矿物质水是泉水或溶解的矿物质含量至少为 250/1 000 000 的优质水；神秘的苏打水是一种天然含有二氧化碳的水。二氧化碳通常在纯化过程中被去除，为了使苏打水的二氧化碳达到纯化前水平，需要再次添加二氧化碳。仅仅由于这些瓶装水含氯较少，就认为它们比自来水安全,这种想法是靠不住的。毕雷矿泉水的产地除了法国外还有很多其他产地,如得克萨斯州和新泽西州。然而在 1990 年,超标的苯(一种已知的致癌化学物)导致该产品成为争论的焦点。事实是其苯含量远未达致命或致癌的水平,你需要一天喝数百瓶毕雷矿泉水才能增加你患癌症的风险,以一瓶矿泉水 2 美元来算,你早就成穷光蛋了。然而,毕雷矿泉水公司的召回行动,确实使美国人至少在几个月的时间内质疑瓶装水的品质。

时代不同了,不健全的、老化的、问题重重的城市供水系统引起了人们的恐慌,而瓶装水工业恰好抓住了这一商机。恐慌自然是来自零星的城市供水铅或细菌含量超标的报道。这些报道没有夸大其辞,是这些报道的诠释致使我们质疑全部自来水的安全性。瓶装水是一个美好甚至有用的替代品,特别是当自来水的细菌含量超标的时候。例如洪水来临,水储备混有污水的时候,细菌超过了水处理厂的负荷,是时候去买一瓶 1.5 美元的瓶装水了。当你喜欢上瓶装水味道,买一瓶也是不错的选择。很难评论瓶装水与自来水哪个味道更好,这是主观的感觉,不像健康那样可以客观评价。(有趣的是,休斯敦计划把自来水不经过滤直接装到瓶子里在超市出售。我们看消费者会有怎样的反应。)

瓶装水不含氟——唯一一种添加到自来水中防止龋齿的微量元素。这听起来很疯狂,但确实很奏效。少数未在水中添加氟的社区龋齿率明显升高。很多健康官员认为供水的氟化是 20 世纪最伟大的公共卫生成就之一,与青霉素及疫苗地位相当。拥有健康的牙齿远非美容的需要或怠慢英国人(他们中的一些人看起来像是用巧克力棒刷牙),牙齿和牙龈的破坏会导致溃疡、癌症和总体免疫功能的削弱。儿童尤其需要氟,如果他们从水中得不到氟,最好服用含氟药片和使用含氟牙膏。

把水装到高档瓶子里的实际成本顶多只要几美分。保护委员会的报告发现人们常常把 90%或更多的钱花在装瓶、产品包装、运输、销售,当然还包括利润上。

第五部分

巫医归来

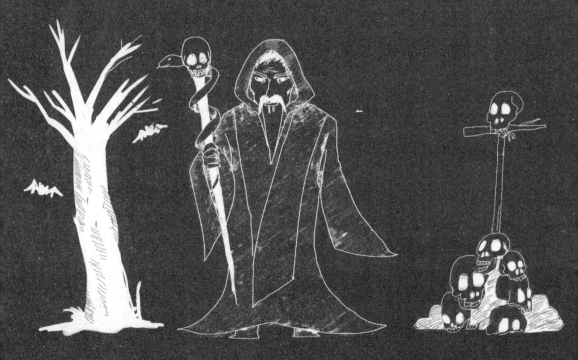

医学是一门无与伦比的艺术，但却因那些医学实践者和评论者的忽视而得不到应有的尊重。

——希波克拉底（公元前 460—公元前 400 年）

很多时候，辅助和替代疗法根本起不到补充、替代的作用，甚至谈不上是医学，有时实际上纯粹是为了骗钱。作为现代人，我们显然已经认识到一些传统疗法是没有作用的。我们绝不会再用山羊尿漱口，也不愿意接受放血疗法。然而，对同样来自那个时代的其他治疗方法，一部分人却依然执迷不悟。要知道，在那些治疗方法产生的年代里，人的平均寿命都很短，当时许多致命的疾病，现在都已经被攻克。

替代疗法总是宣扬静养、运动和健康饮食的作用，但不要被这华丽的外表误导。这是任何有常识的人都懂得的基本生活方式，而不是替代疗法。所谓的替代疗法只是借这些来掩饰其本身的危险性，其中有些方法甚至可能是致命的。试想，如果这些方法确实奏效，那为什么一直没有成为正式疗法呢？

我的瑜伽教练被蜜蜂蜇伤后产生严重的过敏症状，他在医院急诊病房时心率已超 200 次／分钟并且无法呼吸，这位向来只接受草药治疗而拒绝现代医学治疗的素食主义者，此时决定放弃荼树油和其他所有无意义的"替代"疗法而选择了接受肾上腺素注射,这拯救了他的性命。而今,他总是随身带着肾上腺素和抗组胺药,并且对自己面对死亡时果断决定放弃传统疗法一事津津乐道。这就是我们现在要讨论的问题的核心。传统疗法一度是唯一的治疗方式,但绝大多数都没有任何疗效。这也是为什么我们现在要摒弃它们。我们并非与制药公司串通一气谋取利益,而是想要告诉人们,不能仅仅因为历史悠久或者来自神秘古国(很可能这个国家的国民预期寿命很低),而盲目地相信那些所谓的传统疗法。

几乎人人都知道治疗男性性功能障碍应当使用伟哥,而不是犀牛角。这在某种程度上拯救了濒临灭绝的犀牛。印度和中国是世界上拥有替代疗法最多的两个国家,但两国政府目前同样也在致力于破除陈旧观念,以延长预期寿命。为了这一点,他们每天都在联合国努力奋斗。他们向国际社会寻求更多有关疫苗和先进医疗技术的帮助,而不是大堆的檀香味蜡烛。而当今世界,西方人却成了替代疗法的追随者,他们过着优越生活而不知艰苦为何物。

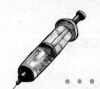

迷惑性稀释：

顺势疗法中的 10^{50} 倍

顺势疗法的两个基本理论是：以毒攻毒和稀释。然而令我吃惊的是，这种疗法在知识分子和高收入阶层中很受欢迎。我曾经走访过地处剑桥大学哈佛广场的一家大型健康食品和顺势药物商店，发现里面聚集了很多上流社会的人物。剑桥大学可是世界上最有名的大学之一。（哈佛大学也是。）我不禁怀疑这些顾客——无疑是学识渊博的学生、教授和白领专业人士——是否清楚顺势疗法所宣扬的理念。

所谓"以毒攻毒"，这里有几个例子。顺势疗法主张使用稀释的毒藤汤治疗婴儿皮疹，而具有祛寒作用的草药用于治疗发热，强直则用蛇毒治疗。顺势疗法的创始人是 18 世纪末一个叫哈内曼的德国人，他提出，对应于某种症状，自然界必然存在导致这种症状的某种物质，而这种物质反过来可以治疗相应的症状。他将他所认为的这些特殊物质都一一记录下来。当时人们发现，奎宁可以用于治疗疟疾，但正常人服用奎宁后会出现类似疟疾的症状。这给了哈内曼启发，于是一门伪科学就此诞生了。

缺乏疗效是直接证明这种"以毒攻毒"疗法本质上毫无逻辑可言的最佳办法。顺势治疗的障眼法就是降低浓度，哈内曼称之为"微小剂量法则"，我说那是迷惑性稀释。哈内曼发现浓度降低时，顺势疗法能获得最显著的疗效。别忘了，绝大多数的顺势药物含有剧毒，稀释之后可以降低毒副作用。当稀释到一定程度，所谓的药剂就和水差不多了。然而，相对于当时其他更加荒谬并且缺乏疗效的疗法，诸如放血、服用砒霜或者水银等，饮水显然很安全。由于顺势疗法不会对人体产生明显的危害，还可以发挥安慰剂的作用，加上人体本身具有一定的自我恢复能力，所以有时似乎确实起到了治疗作用,因而得到了广泛的认可。然而100年之后,人们认识到:(a)这种疗法完全无效,(b)一直以来他们只是在花钱买糖水。似乎顺势疗法即将寿终正寝。

然而到了20世纪30年代,顺势疗法鬼使神差地死灰复燃了。一位叫科普兰的美国参议员(也是一位顺势医疗论者)起草了一份允许顺势疗法免受1938年《食品、药品和化妆品法》约束的条款,从而免除了对其安全性的检测程序。好在这些所谓的药物实际上就是水,这项条款没有导致什么严重的后果。不幸的是,科普兰条款躲过了1964年对1938年《食品、药品和化妆品法》的修正(该修正规定,任何疗法都必须证明其有效性)。在当今的德国,顺势疗法是主流疗法;在美国,人们似乎觉得苏打饮料里的糖水还不够,顺势疗法变得流行起来。

接下来我们来分析一下"稀释"的问题。每一瓶顺势药物的外包装上都标明了稀释的倍数。其中一些写着:30x。这里x指的是10。于是如果你以为30 x表示1份药物兑10份盐水或者酒精,那么就大错特错了。实际上,30 x代表上述的过程重复进行了整整30次!这样计算下来,一份药物就加入了10^{30}份的糖水,让我们不厌其烦地来数数到底有多少个零吧——也就是说每份药物兑1 000 000 000 000 000 000 000 000 000 000份。而这还远比不上大多数顺势药物的稀释倍数。《巫毒科学》的作者帕克冷嘲热讽地估计,您需要喝7874加仑的水来获得1个药物分子。

更糟糕的是,我走访过的很多顺势药品商店中出售的药物浓度都是30 c,表示将1份药物兑100份糖水,重复30次,也就是总共要加入100^{30}或者10^{60}份糖水。1的后面跟多少个零就请您自己去算吧。根据帕克的估算,整个宇宙有10^{80}个原子。以上述浓度,您需要喝完整个太阳系的水才能获得1个药物分子了。另外那些标注了100 c的,获得1个药物分子所需要的量已经远远超过了整个宇宙能容纳的水量。实际上,任何超过了24 x的稀释液都是没有意义的。

早期顺势疗法的追随者只知道不断地稀释,而对稀释程度没有确切的把握,即不清楚到底多少水中含有 1 个药物分子。如今,我们可以借助阿伏伽德罗常量对其进行计算和测量。所以,现在的那些医生已经明白他们进行了过度的稀释,然而他们根本不在乎这一点,甚至愿意承认药水中确实不含药物成分。他们编造了另一个更荒谬的理论——水对药物分子的结构具有记忆能力,无论在治疗时制成液体还是片剂,即使在人体内溶解后依然能发挥效用。

现在这个理论变得更加离谱了。法国人本维尼斯特是顺势疗法的主要拥护者,他宣称这种能诱导水产生记忆的药物分子结构是可以用电子俘获,数字存储,并通过互联网下载到糖水瓶里。这也不是太坏,糖水毕竟不会致命。本维尼斯特这样做是出于对一位同行乔纳斯的同情。乔纳斯曾经是美国国立卫生研究院的替代治疗研究所的创始人,后来被撤职,原来的研究所也更名为"替代与补充医学中心",但乔纳斯的研究并没有停止。

让主张顺势疗法的人领导美国国立卫生研究院是很可怕的事情。在任的 4 年时间里,乔纳斯动用了大量的经费进行有关替代疗法的研究。既然水都具有记忆能力,那么以此推断,所有的水都具有治疗疾病的作用。我们知道二噁英是一种致癌物质,根据这种"记忆水"理论,去除了二噁英的饮用水会将其结构保留在记忆中。顺势疗法不是主张"以毒攻毒、充分稀释"吗?那么去除了二噁英的水就是一种可靠的抗癌药物。如果水能够记录下曾经溶解在其中的药物结构,那将是物理学上多么重大的突破啊!如今,顺势疗法的鼓吹者又开始涉足亚原子粒子和一些奇异的量子力和量子现象,而这些都是物理学家还无法完全解释清楚的。他们说这些很可能就是"记忆"所在。利用最尖端的科学理论来解释他们所谓的理论正是很多巫医惯用的伎俩。顺势疗法最新的机制是:量子波动导致了亚原子粒子能在瞬间进入或者穿出物体。那么,我能够穿墙而过了。乔纳斯本人已经著书阐述混沌理论也许能解释顺势疗法的作用。

如果顺势疗法确实有效,那么这些倡导者又将展开一场争论。毕竟,他们都承认,正如大多数传统疗法一样,顺势疗法的作用机制至今无法解释清楚。那么,单纯证明顺势疗法的疗效似乎要简单得多,不过事实上就连这一点也很难做到。1996 年出版的《顺势疗法完全指南》是乔纳斯与雅各布斯合著的,其中有这么一句话非常好地回答了以上问题:"目前为止,几乎没有关于顺势疗法的实验室研究和临床研究。我们的医生正夜以继日地利用这项技术救死扶伤,根本无暇顾及研究。"这些敬业的顺势疗法倡导者使用着"充分稀释"的药物,显然是超负荷工作了。

《顺势疗法完全指南》中还提到,大多数顺势疗法研究表明,服用顺势疗法药物都比服用安慰剂有效。但是样本数量少,采集的数据有限,得出这样的结论很可能完全出于偶然。研究者只是单纯对比了两种安慰剂的效果而已,而两位作者也对"大多数"进行了夸大。否定的结果被掩盖了,而所谓的肯定结果都值得怀疑,包括上述《指南》中重点强调的雅各布斯在尼加拉瓜进行的一项研究,即使用顺势疗法治疗慢性腹泻。该研究结果发表于1994 年的《儿科学》,被认为其有效性标准不具备可靠性(将水样便减少作为治愈的标准,这显然过于主观)和显著性,因为通过适当补充水分,随着病程的自然进展,腹泻也是可以自行痊愈的。

2000 年的《欧洲药理学杂志》上,库切拉等人运用荟萃分析的方法,比较了迄今所有发表了的顺势疗法研究。这篇文章指出:"存在一些证据可以证明顺势疗法的疗效优于安慰剂,但是由于这些试验在方法论上存在缺陷,所以这些证据都不够可靠。而一旦运用严谨的试验方法,更有可能得到的是否定结果。"换句话说,越是严谨的研究越能证明顺势药物只不过是安慰剂。而动物实验也不支持顺势疗法,因为动物不足够聪明到被一杯糖水蒙骗。那我们还有什么必要绞尽脑汁去说明顺势疗法与使用安慰剂效果一样呢?已经存在着简单而安全的化学合成药物用于治疗腹泻和感冒,它们的效果是顺势疗法无法比拟的。对于过敏、疮眼等,顺势疗法毫无作用,更不用说诸如麻疹等严重的疾病了。

除了"自然是神秘的","水记忆超出了我们可怜的理解的范围"这些说辞,顺势疗法另一个很流行的理念是高度稀释的物质对健康有益。要不然

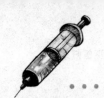

我们为什么要把饮用水中的化学污染物稀释万亿倍。然而，"充分稀释"与胡乱加水是不一样的，前者才属于顺势疗法的概念。这些毫无逻辑的假设和毫无章法的愚蠢研究也许从乔纳斯那里获得了很多好处。2001 年 6 月，在《国际流行病学杂志》上，乔纳斯等人指出："补充疗法的试验在方法论上确实存在缺陷，缺陷的种类相当程度上取决于干预措施的差异。"这是他们的摘要中关于顺势疗法研究方法的概述。无论如何，至少他们算是实话实说。

　　顺势疗法似乎是很有意思的一件事，你仿佛摇身一变成了化学家，将药物一个劲儿地稀释，混匀，再稀释，再混匀，如此不断反复。这样，你就像巫医一样，使普通的水变成了具有治疗作用的神水。过去的游医可以用蛇油疗法轻易欺骗没有文化的农民，而当今那些知识分子和高收入阶层却不约而同地被顺势疗法所蛊惑，纷纷加入了稀释大军，这一点实在让人难以理解。混匀，混匀，再混匀。

磁性魅力：

磁疗法和健康

　　200多年前，磁疗法曾经在法国和奥地利掀起了一股热潮，不过因为其欺骗性的暴露而销声匿迹。然而到了现在，这种疗法又在美国风靡起来。讽刺的是，磁疗法的巨大魅力背后是微乎其微的疗效。治疗性磁场很微弱，无法穿过治疗仪的腕带，更不用说透过人体皮肤了。磁疗法无法对人体产生神奇作用，难怪物理学家帕克开玩笑地称其为另一种"顺势疗法"。令人不解的是，磁疗法一点儿也不便宜(这也是它与"顺势疗法"的另一个相同点)。美国那些相当富有的人是第一个掏钱"享受"这种治疗的。在旧金山的渔人码头酒店里，我曾经因为要花5美元买一个磁性冰箱贴而犹豫。磁疗法却需要花费上百美元。

　　磁疗法的谬论是：磁场可以吸引含铁元素的血液，从而改善循环。人体血液中的铁存在于血红蛋白分子中，根本不会轻易受到外界磁场的影响。当然，如果你将磁治疗仪的绑带戴上一整天，也会发现局部皮肤变红了，这是因为你戴了一大块金属绑带。磁场没有把血液吸引到皮肤表面；扛着一大块金属的重力和压力才是原因。

　　如果磁场能吸引血细胞，那么磁共振扫描仪就可能瞬间置人于死地了。磁共振扫描仪主要用于人体软组织成像，这种机器能产生相当强的磁场。在大多数医院里你都可以看到这种白色的庞然大物，患者平躺在检查床上，缓缓移动，进入扫描仪中间的孔道进行检查。2001年发生的一起严重事故也许您并不陌生。受害者是一名儿童，当时他正在接受磁共振检查，检查室内的一个灭火器受到巨大的磁场引力而飞进了扫描仪孔道，导致这个可怜的孩子当场被砸死。如果磁场确实能够作用于血细胞，那么具有如此

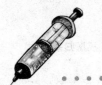

威力的磁场足够使我们的静脉血管破裂了。

即使血液循环的确可以被磁场影响，新时代商店出售的磁治疗仪也不具备足够的磁场强度穿透皮肤。这只需要做个小小的试验——拿一件衬衫，看磁治疗仪内的磁铁能不能像冰箱贴一样将其吸附在冰箱上。事实上是做不到的，而你的皮肤比衬衫要厚。那么如果把这些磁铁放在治疗仪绑带内，看看其能不能吸住一个回形针。事实并不能。这样的话，我们是不是该想想磁治疗到底能不能对身体起作用呢!？一些"磁疗师"声称，磁场可以推动体内的"气"，而"气"则促进了血液流动。"气"来自中国人所说的人的元气，是一种生命的能量流。这个抽象的概念被"磁疗师"拿来大做文章。如果磁场能控制"气"，那么岂不是可以利用磁场测量到这种抽象的"气"了？几年前我曾经采访过一些中国的气功大师，他们都认为西方"磁疗师"很荒唐，因此敬而远之。

尽管如此，体育界还是对磁疗法趋之若鹜。高尔夫职业用品店出售的磁性运动鞋标价超过 100 美元。(你想要的就是闪电般的速度。)据说，磁性鞋可以促使血液向双脚流动，从而在整场高尔夫比赛中缓解来回奔走的疲劳。前迈阿密海豚队的四分卫马里诺声称是磁疗法治愈了他的踝关节损伤。队医们不遗余力地在运动员身上使用着磁疗法，认为可以起到缓解疲劳、治疗骨折和加快恢复的作用。目前，磁治疗仪在全美年平均销售额估计在 2 亿到 5 亿美元之间，而在 1990 年这个数据只有区区几百万美元。

医院配置的脉冲电磁场对愈合缓慢的骨折恢复有效。不过，磁治疗仪绑带里的小磁铁与这种运用复杂的电设备产生的脉冲是不可同日而语的。目前唯一显示了正结果的研究来自美国得克萨斯的贝勒医学院。通过对慢性膝关节疼痛的患者的一次小规模探索性研究，发现使用了磁治疗的实验组与使用安慰剂的对照组相比，疼痛有轻微的缓解。而本次研究的研究人员一再强调，这属于小型的初步试验，只是想看看有没有进行大规模磁疗法研究的价值。而随后进行的其他关于磁疗法的研究都出现了负结果，即磁疗法并无疗效。

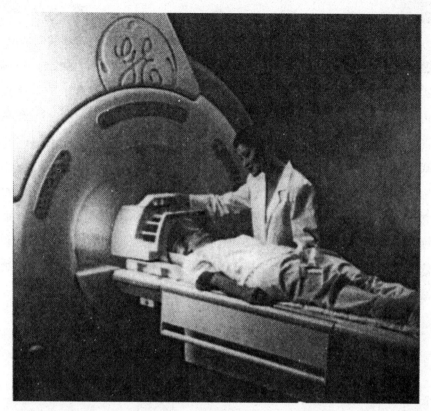

磁治疗仪的磁场不足以穿透皮肤,即使能透过,也无法对血液循环起到任何作用。
强度为数百万倍于磁治疗仪的磁共振扫描仪都不能影响人体的血细胞。
照片承蒙通用电气医疗系统提供。

顺势疗法似乎总是能得到某些医学教授(似乎总是那五个)的支持,然而磁疗法和它的近亲"玉石疗法"却一直没有得到任何有声望的学者的支持。罗斯在《磁疗法实践指南》提到:"失落的文明古国亚特兰蒂斯,曾经使用水晶作为他们的主要能源。"显然这种神奇的能量不足以保住这块大陆。联邦贸易委员会最终在 1999 年明令禁止了磁疗法的一些有关健康的宣传。其中包括以下两个:得克萨斯磁疗科技公司鼓吹的其产品对癌症、艾滋病、糖尿病、关节炎和其他几十种疾病具有治疗作用;而"终结纽约之痛"则宣称其磁疗法不仅可以治愈感染性、器质性疾病,还对心血管、肌肉、关节

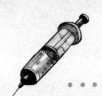

病以及痢疾有效。

磁疗法的历史可以追溯到磁现象被发现的时候。确实,对于我们来说,磁场似乎是一种不可思议的力量。毕竟,磁场甚至可以使火车悬浮起来。确实,我们会设想将这种力量作用于人体。是的,这种设想的确有可能,但商店里出售的那些磁治疗仪根本达不到可以影响人体的磁场强度。维也纳的麦斯麦(Franz Mesmer)是最先用磁疗法欺骗患者的人之一。(mesmerize"催眠"一词就是根据他的名字得来的。)电磁学的科学权威富兰克林于 18 世纪 70 年代末期在巴黎进行了一系列的调查, 还专门为了调查麦斯麦而设立了一个委员会,当他发现麦斯麦是个彻头彻尾的骗子时,就将他直接驱逐了。而今,在弥漫着异国情调和神秘气息的布鲁克斯通商店里,磁治疗仪依旧热销着,如其他同类商品一样,标榜着高科技。不禁要想,当我们需要富兰克林的时候他在哪里呢?

命运的逆转：

阿育吠陀的复苏

"夏之恋"①已经过去 30 多年了，而今美国人又一次疯狂地迷恋上了阿育吠陀，实际上它只是对来自古印度的一种几乎失传的治疗方法进行了重新包装。越来越多的富人争先恐后地为那些草药汤剂掏腰包，还捐资开展专门的研讨会，致力于研究如何永葆青春。阿育吠陀提倡素食主义、瑜伽健身和修身养性，一定程度上有利于良好生活方式的形成；但是，阿育吠陀宣扬的占星术、宝石疗法、通灵、咒语和身体元素理论不仅都是明显的伪科学，而且还用花言巧语骗取患者大量的钱财。

20 世纪 80 年代，著名的印度宗教领袖马赫什发起了阿育吠陀运动（作为超脱禅定法的一个分支）。这位大师还曾点拨了披头士乐队，后者不久便一炮走红。而今，阿育吠陀已经风靡起来了。位于新墨西哥州阿尔布开克的阿育吠陀学院的校长拉德创立了一个阿育吠陀的品牌，强调草药、精油、熏香和占星术的作用。畅销书《延年益寿、思维敏捷：抗衰老的重大发现》的作者乔普拉大力鼓吹所谓身心疗法。与其他替代医学的拥护者一样，许多阿育吠陀导师到处兜售他们的产品，称其能对保持健康和预防疾病起到关键的作用。比如说，那位马赫什大师就在互联网上经营着一个商业性质的网站（http://www.maharishi.co.uk），出售包括有机食品、精油、春药、图书在内的各种商品，这给他带来了巨大的财富。接受过西方现代医学教育的乔普拉曾经是新英格兰纪念医院的一名主任医师，但他投奔了阿育吠陀疗法。到

---

① Summer of Love，20 世纪 60 年代末的嬉皮士理念和生活方式，包括公开服用精神药物、着奇装异服、进行街头爵士、摇滚即兴演出，以及用和平方式反抗现存法律和传统习俗等。——译者

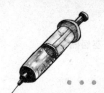

了20世纪90年代末期,他每一次讲座都可以挣到25 000美元。大多数在互联网或者新时代专卖店出售的演讲视频资料都是面向上流社会的,还声称这些有助于提高高尔夫水平。那些阿育吠陀治疗师常常能摆出一大堆来自患者的疗效证明书,上面写着感谢他们治愈了自己的不治之症。

那么,阿育吠陀究竟是什么,它到底又是如何帮助你顺利完成20英尺外一杆入洞的?阿育吠陀的核心理论就是人体由三种"不可还原的生理元素"构成,分别称为"瓦塔"(vata)、"皮塔"(pitta)和"卡法"(kapha)。这类似于欧洲的四元素学说和远东的阴阳学说。这三种力量需要保持平衡,以使人体达到和谐状态(意味着无),从而促进健康。例如,如果"瓦塔"失衡了,就会导致发生便秘、关节炎和其他许多看起来风马牛不相及的疾病。阿育吠陀治疗师一般通过把脉来判断你体内三种力量的状态,然后相应地指导饮食,给予草药汤剂以及施加咒语来调整这三种力量以恢复平衡。他们认为,感冒不是病毒引起的,癌症也并非因为污染,是平衡的破坏造成了种种疾病。所以重新建立平衡就可以治愈疾病。就如华盛顿阿育吠陀学院的校长索迪所说:"疾病源于人体内自然之气的紊乱,当我们违背自然法则,并无法自行恢复的时候,就会患病。"此外阿育吠陀还认为,行星运动对人体也有影响。拉德说:"每一颗行星都与人体某个特定的组织相关。红色的火星对应血液和肝脏。"你也许能猜出来,金星和性功能有关。以上都是阿育吠陀荒谬的理论。

如果你相信了那些阿育吠陀治疗师的话,那么就是倒退回人类对疾病一无所知的时代了,那时候的人都相信巫医。尽管他们声称具有超群的能力,但实际上阿育吠陀治疗师并不能通过把脉诊断出诸如糖尿病、胃溃疡和肝硬化等许多疾病。那些治疗师总结出了55种脉象,对应六个器官的不同功能状态。但他们的这些诊断必须得到科学上的肯定。人们对阿育吠陀疗法进行过很多研究,其中包括1998年美国超自然现象科学调查委员会的研究。那次的研究发现,这些传统治疗师的诊断准确率与抛掷硬币猜正反面的概率差不多,也就是说他们与古代巫医的水平相当。而利用传统方法可以达到100%准确诊断的，几乎都是目前西医方面还缺乏经典诊断标准，尚无法完全确诊的疾病。（而这些治疗师往往把误诊的原因归结为治疗过程中他们与患者精神上的沟通遇到了障碍。）即使诊断准确，"平衡"得以恢复，也并非疾病痊愈的原因，况且那些促使你回到"平衡"的与占星术相关的草药和熏香，都还是缺乏科学依据，值得怀疑并需要进一步研究的。

　　阿育吠陀疗法是在挑战20世纪所有的现代医学成果。寻求阿育吠陀治疗也许并无严重的坏处，但最好不要在孩子身上尝试。阿育吠陀治疗手册上提供了一些方式，用于对抗细菌和病毒感染性疾病（包括腮腺炎和麻疹等）。在印度，很多儿童因为这些疾病丧命，而依靠现代医疗技术，这些疾病都可以轻而易举地治愈。如果你只是被阿育吠陀疗法光鲜的外表迷惑，那可能是很危险的。乍一看它似乎是在追求人体环境的和谐。比如，反对暴饮暴食就是一条不错的建议。又比方说，阿育吠陀疗法提倡积极的人生态度，这也很好。诚然，积极的人生态度可以有效地缓解病人的压力，利于治疗的顺利进行。然而，目前尚无研究证实积极的情绪能够预防或治愈疾病，也没有证据证明那些消极的人更容易患癌症。稍稍深入分析我们就可以发现，阿育吠陀疗法推崇草药和熏香。其中的一部分或许的确具有治疗功效，但绝大部分尚未得到验证。在已经验证的草药中，一些草药对人体并无任何作用，而另外一些，如卡瓦胡椒则具有致命的毒性。其余的一堆草药和菌类的混合物，其成分像商业机密一样不公开。如果进一步深入研究——打开一本阿育吠陀疗法的书——就会发现更多令人难以接受的地方。比如说，一些疗法需要用到动物的尿液和粪便。不过这又有什么关系呢？这都是在细菌学诞生之前沿用了很长时间的古代治疗方法。阿育吠陀防治白内障的基本方法是，先刷牙，轻刮舌面，然后漱口，接着用这样的漱口水清洗眼睛。根据《美国医学会杂志》报道，阿育吠陀疗法会导致幻觉、焦虑、情绪低落、失眠和胃肠功能紊乱。其他相对安全的疗法又需花费数千美元，比如使用宝石或者祈祷，要么需要念咒或者一种叫火祭(yagya)的祈福仪式。经过彻底的调查发现，那些阿育吠陀疗法的忠实拥护者，包括白宫补充与替代

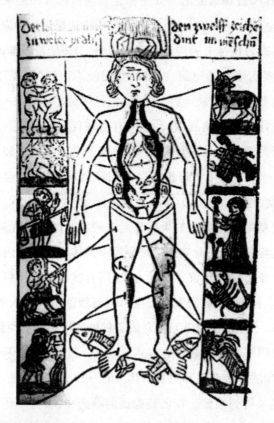

阿育吠陀疗法中人体器官与宇宙行星的关系图。在中世纪时这个理论已经被否定，更何况现在。

照片承蒙国家医学图书馆提供。

医学委员会主席、乔治敦大学教授戈登博士，都并不支持拉杰尼希。后者是阿育吠陀疗法界最臭名昭著的人物之一，同时也是个百万富翁，但是在投毒事件之后被美国政府驱逐出境。当时在俄勒冈州的安蒂洛普，他的手下故意在当地饭店的食物中混入了来自粪便的细菌，企图使当地的居民中毒，从而阻止他们参加关于反对阿育吠陀礼拜仪式的投票。

　　阿育吠陀疗法在《新时代健康杂志》上的说辞则根本不会提及以上那些负面问题，相反，倒显得一本正经而极具说服力和诱惑力。它常常涉及许多前沿的科学理论,诸如运用量子物理学来解释意念、积极的情绪和草药是如何治疗疾病的。量子是个很时髦的名词,不过阿育吠陀疗法的解释听上去就像蹩脚的科幻电影里面的台词:"增强 α 粒子场就能使地球发射更强的 γ 射线。"其核心理论是,人体由无数的原子组成,所以才具有了初始的能量来源。(思考一下核聚变理论。)人体器官的原子在不断地共振,当这种振动的同步性遭到破坏时就会出现疾病,也就是上面提及的瓦塔、皮塔和卡法的失衡。意念和草药具有恢复共振的作用,意念甚至能够通过释放原子能量来逆转衰老。不过任何一个物理学家都会觉得这套理论荒诞至极。然而这种毫无根据的意念疗法却相当受欢迎,一位叫盖勒的治疗师甚至出了一本书,名叫《意念医学》。著名的替代疗法倡导者韦尔为其撰写了前言。这使韦尔从此在医学界声名狼藉,而这之前的很长一段时间,他都被视为是坚决反对这些庸医的。

阿育吠陀疗法的倡导者辩驳说,他们的疗法从来没有导致直接的死亡,但却有人死于药物、疫苗或者手术这些常规治疗。这个可笑的说法忽略了相当一部分人,尤其是儿童。在印度,有成千上万的儿童因为得不到适当的治疗而死于麻疹甚至是慢性腹泻。当你相信了一位阿育吠陀治疗师,就好比相信了一位声称能漂浮在空中,能读取别人的思想,能预知未来,能使用意念消除暴力和战争,能用咒语、牛粪和唾液治病的人。这种毫无根据的疗法完全是一种历史的倒退,然而它却在西方人,尤其是受过良好教育的人士中颇受欢迎。由于有了疫苗和安全的饮用水,绝大部分印度人已经不相信阿育吠陀疗法,只有在极端贫穷落后的地区才继续使用着该疗法。而另一群热衷此项疗法的却是少数几个发达国家的高学历人士。最起码的一个事实是,没有一位阿育吠陀治疗师特别长寿。具有讽刺意味的是,到底是什么神奇的力量在左右着我们的判断?

闻上去很好：
芳香疗法

气味确实具有强大的功效。尿液和垃圾的恶臭会令人发狂,香茅油则可以驱蚊。但是香味可以治疗疾病吗?当然不能!这就是芳香疗法迷惑人的地方。即使姑且认为香味具有治疗效果,那也只是单纯地帮助你放松下来。

如很多芳香治疗师所言,芳香疗法最大的一个问题是,方法过于广泛。从剃须膏、眼膜膏、唇膏、蜡烛,到各种各样可以进行按摩、熏蒸、饮用……的精油等等,这些都属于芳香疗法的范畴。连吸食大麻理论上也属于芳香疗法。另一个问题是,芳香疗法的经营权很容易获得。实际上只要花点小钱,不到一周的时间许可证就能批下来。芳香疗法门槛之低给了很多庸医可乘之机,他们纷纷开始标榜自己为芳香治疗师。其中一部分人恐怕对气味的概念都一无所知,更不用说其作用于人体的科学理论了。他们只是收集并出售据说具有这样或那样功效的香料(其具体成分像商业机密一样不公开)。

所以,很快你就会发现,芳香疗法使用的大多数精油并无治疗师们所吹嘘的那些功效。治疗师的夸夸其谈都不是建立在科学的研究基础之上的。比如说,用于提神的三大香精油——薄荷精油、茉莉精油和依兰精油——被证实其功效并不胜过一杯白开水。也许心理因素对芳香疗法效果具有更重要的影响:怀着期待,并相信其疗效而参加治疗,其效果肯定不差。例如,薰衣草的香味是否能让你放松下来,取决于你自己认为它能做什么以及你想让它做什么。

芳香疗法的荒谬理论是,香精油是被提取精油的植物的灵魂。那些具有优秀灵魂的植物的精油可以使我们身体获得平衡,这就是替代疗法中最普遍的来自东方阴阳学说和西方中世纪四元素学说的平衡理论。芳香疗法的"鲜明主义"认为,植物的外形和气味决定了其疗效。看上去可怕的植物往往具有强大的功效;紫罗兰看上去比较温柔,所以其作用很弱。这让我想起了顺势疗法的"以毒攻毒"的理论——蛇毒具有麻痹作用,可以缓解肩关节僵硬。类似的不着边际的说法也有,如"太阳可以点火,我也可以点火,那我就成了太阳。"此外,据说香料还可以影响情绪,这无法得到任何证实,也缺乏可靠的评价体系。据说,檀香可以帮助你树立信念;薄荷可以排遣消极情绪;广藿香能够使人的心灵宁静。

迄今为止,几乎没有科学家研究过香料中的化学物质对鼻、肺的影响,也未曾验证过其诱导人体细胞增殖的能力。在芳香疗法的权威杂志上,他们常常这样描述:某某配方的香精油可以治疗这样那样的疾病,同时对缓解另外的多种症状也具有功效。他们从来不提及相应的科学研究证据。实际上这样的科学试验是很容易开展的。只要将受试者分成两组,一组使用精油治疗,另一组则使用安慰剂,看效果有什么差异。为什么如此简单的研究从未进行过呢?因为这些几乎没有接受过正规培训的治疗师根本不懂得如何进行科学研究。只要翻开任何一本有关芳香疗法的书籍或者杂志,都会发现上面存在着相当多的疏漏。其中《必不可少的芳香疗法》和《必不可少的精油》这两本书就是很好的例子。

在这些和其他类似的书中,你会觉得很多内容似乎是相当科学的。首先,会有每种用于提取香料的植物的详细介绍,并附上它们的拉丁文名字。接着则描述其用于芳香治疗的历史,比如某种植物从中世纪就开始被用于治疗这样那样的疾病,又比如印第安人将这种植物用于治疗这样那样的疾病,等等。于是你就会觉得这种香精油看起来似乎非常有效。倘若是一本更加"权威"的书,香精油具体的成分都会一一列出,例如其中酒精的比例、酯类的含量以及一些你从来没有听说过的东西,有时候也许还包括一两种维生素。然后,书中还会指导你如何使用这些精油,包括熏蒸或者是涂抹在任何你觉得不舒服的部位。最后一部分是功效描述,很多都是与时俱进的,如

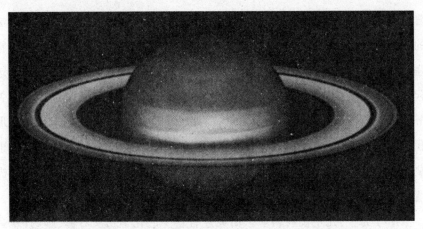

芳香疗法依赖于行星的运动，你的茉莉精油能否奏效取决于土星的轨迹。
图片来自哈勃望远镜，承蒙美国宇航局提供。

哮喘、腕管综合征、眼疲劳，后两种都和长时间使用电脑有关。不过并没有任何研究数据可以证实上述疗效。中世纪黑死病大流行的时候，人们认为如果别人以不适当的方式看了你一眼，你就会得病。这似乎是唯一有记载的"理论依据"。寥寥无几的"科学家认为"、"研究发现"等用词，都只能说明其他99%的内容都毫无科学依据。

越深入挖掘就越能意识到芳香疗法只是散发着迷人香味的一种诱惑，其背后缺乏必要的科学支持。几乎所有的相关著作都出自女性之手，并且她们均没有受过正规的医学教育。那些参与其中的男性，则多半是应妻子的要求而加入的，毕竟，这比戒酒或者参加锻炼要好受得多。芳香疗法对性生活也有作用，试想一个点着蜡烛，弥漫着芳香，还有优美的音乐相伴的夜晚是多么美妙啊！

芳香疗法也不完全是无稽之谈。无论通过皮肤渗透还是舌下含服某种精油，确实都可能对身体产生一些影响，不过这更像是草药而不是香味在起作用。熏蒸可以缓解鼻塞，但事实上起作用的是蒸汽而非香味。大麻是一种致幻剂。另外有一些化学气体是致命的，这些都是通过鼻腔进入人体的。而今盛行的芳香疗法却并不关注化学物质如何经过呼吸系统作用于人体，而一味追求香味的沁人心脾。

最不可理解的是，很多美国人往往会选择相信某一种芳香疗法，而否定其他的。芳香治疗师不会像古时候那样用蝾螈的眼睛打发佝偻病患者，因为这在受过良好教育、无比关注自身健康的美国民众面前是行不通的。不过正是这样一群美国人愿意点着薄荷精油来排遣压力，维系体内平衡。而实际上，利用蝾螈的眼睛和香味都一样来自民间传说。芳香疗法陷入了传统秘方、体内平衡学说和气流说的泥沼，在它建立起一套科学严谨的体系之前，仍然属于迷信。

令人窒息的潮流：

氧气——多少才算多

告别了沁人心脾的芳香疗法，让我们来看看纯净的氧气疗法。最近颇受欢迎的一个新奇的保健潮流就是氧气疗法。最常见的两种方式，一是饮用含有溶解氧的水；二是花钱到氧吧呆上 10 分钟，"享受"纯氧或接近纯的氧气（与我们从空气中获得的 20%浓度的氧气不同）。电影演员伍迪·哈勒尔森是一位众所周知的瘾君子，他就在好莱坞开了一家氧吧。也许你会想："哈勒尔森！我喜欢他在《天生杀人狂》里光头杀手的形象。相信他错不了！"不过，信不信由你，这次伍迪有点落伍了。

我们需要更多氧气的观点是滑稽的。垂死的病人因为呼吸功能已经严重衰竭，会接受吸氧治疗，其氧浓度逐级递增，作为挽救生命的最后措施。高浓度的氧气对身体是不利的，必要时也只能短时间运用。氧气对血液有毒性，尤其是对肺气肿、慢性哮喘和慢性支气管炎的患者，吸入纯氧会导致他们体内的二氧化碳残留，引起电解质严重紊乱。早产儿由于呼吸系统发育不完善，通常需要吸氧，但是氧气浓度过高很容易导致失明，医学上称之为早产儿视网膜病变，旺德①就是其中一个受害者。此外，体内的氧化反应往往是致命疾病的原因。人体对含氧 20%、含氮 75%、含稀有气体 5%的大气环境十分适应。肺部的血细胞中，含氧血红蛋白浓度高达 97%，近乎饱和。所以吸入更多的氧毫无意义。

所谓含氧水更是一派胡言，无论从生理学角度还是从生物学角度，氧

---

① 旺德(Stevie Wonder)，美国黑人歌手、作曲家、音乐制作人、社会活动家、盲人。早产的旺德刚出生时就被送进婴儿暖箱，却因为暖箱供氧过量而永远告别了光明。

——译者

气都是无法通过消化系统吸收的,详见后述。而每分钟收费高达 1 美元的氧吧也是骗人的把戏。呼吸公司(Breathe, Inc.)是少数几个向个人出售制氧机的公司之一,他们希望吸引人们投资氧吧。这家公司的口号是:"大口呼吸,真棒!"。他们非常喜欢这句口号,并将它注册成了商标。如你想象,出售氧气并非易事。实际上,呼吸公司的宣传材料试图利用工作人员从顾客或赞助人那里听到的棘手问题来训导潜在的氧吧投资者。比如,顾客问:"吸纯氧会不会有危险?"回答说:"大部分医生,包括美国肺科学会的新任会长都认为,用呼吸面罩吸氧,短时间(少于 6 分钟)运用基本上是无害的。要是长时间(超过几个小时)使用,就会对肺产生刺激。"这必然会使人想追问,既然最终是有害的,为何还要使用。

在氧吧,每位顾客会得到一个呼吸面罩,可以把鼻子和嘴巴都罩住,面罩通过一根胶管与制氧机相连。尽管价格昂贵,并都是按分钟计费,那些顾客还是争先恐后地掏钱,开始戴着面罩呼吸。这些氧吧同样一点儿也不缺满怀感激的疗效证明书。吸纯氧可以清洁鼻窦,令人神清气爽,思维敏捷,帮助你舒舒服服喘口气,还能治疗头痛,等等。其中无一得到证实,甚至包括让你喘口气在内,不管你在《周一足球之夜》上看到了什么。运动员下场休息时坐在长凳上深呼吸与所谓的吸氧效果是一样的。如果你真的想头脑清醒,祛除头痛,那么请不要再去追随什么潮流了,别傻乎乎地花钱去一边听着毫无营养的流行音乐,一边戴着面罩呼吸了。

含氧水纯粹是骗人的,美国联邦贸易委员会已经开始对涉及此项商业活动的公司进行查处。首先被查处的是罗斯·克里克保健品公司,他们出售的"维生素 O 水"1 盎司高达 10 美元。数年前,这家公司在《今日美国》上刊登了整版的广告,宣称维生素 O 是利用其工艺制出的"溶解在蒸馏水或者生理盐水中稳定的氧分子"。从他们的宣传口号——"更多能量,精力充沛,远离感冒"到所提供的疗效证明书,都和替代疗法的如出一辙。这则广告还指出,几千年前,地球大气中的氧气含量远远高于现在,目前的"低氧状态"是空气污染造成的。抛出这种毫无根据的说辞是那些经销商的惯用伎俩。

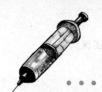

最过分的是,他们甚至宣称美国的宇航员正在饮用他们的含氧水,从而有足够的氧保证其在太空空间的健康。这则广告引起了美国联邦贸易委员会的注意,并将这家公司告上了法庭。同样被起诉的还有一家叫做"生命支柱"的公司,后者同样刊登了类似的广告。最后,法院判决禁止这两家公司继续刊登虚假广告。

还有更多的氧气经销商则打着运动饮料的旗号。他们声称,含氧水可以使机体获得更充足的氧气,助你重回巅峰状态。智能水公司称他们的水能够使你头脑清醒;千禧年氧气清凉饮料公司则说他们的水含氧量是普通水的6倍。不过事实是,一旦到了室温和常压下,大部分溶解的氧气会变成气泡从水中跑出来。那为什么这些厂商无视这个基本的物理学原理呢?况且,人类根本无法通过喝水来获得氧气。即使是鱼也做不到;它们的呼吸需要依靠鳃来过滤水。一次深呼吸可以吸入的氧气量,就远远大于所谓的含氧水。美国物理学会的帕克指出,只有每25秒喝完1升含氧水,并且不上厕所,才能够使你体内的含氧量上升1%。如果你的朋友还是相信含氧水,那么可以建议他潜到这种水下试试,看看他能不能在水中呼吸。

但为何这样的水还能够被批准出售?这就要追溯到1994年颁布的《食品添加剂与健康法案》,其中一条规定:"天然的"产品无需进行检验和有效性测试就可以出售。只有当这种产品出现危害健康的问题时,美国食品药品管理局才有权禁止其出售。上面提到的"维生素O水"仅仅是一种盐水,根本不会影响到健康,只会影响到你的腰包和面子。责任就转嫁到美国联邦贸易委员会身上,他们对这些虚假广告进行监管并诉诸法律。

氧气疗法中另一个很吸引人的理论是臭氧,即O_3的运用。对于用臭氧过滤血液是否能治疗癌症和艾滋病,医学界目前还存在着激烈的争议。以往人们错误地认为癌细胞主要在低氧环境中增殖,所以含臭氧的血供能抑制肿瘤细胞增殖。现在已经证明这个观点是不正确的,当然这样的疗法也就被否定了——尽管仍然有一小部分癌症患者坚持认为是政府、医院和药商串通一气,阻止这种廉价的治疗方法运用,从而维护医院和药厂的经济利益。那些氧气经销商声称,臭氧包治百病。虽然臭氧可以杀菌,净化饮用水,但直接作用于人体则无多大好处。

在体外或试管中,臭氧的确可以杀死艾滋病病毒,但可惜的是它无法直接在体内起效。医生们还在致力于探索使用廉价且简易的臭氧来治疗艾滋病的方法,这大部分是由德国的研究人员负责。这个想法似乎离成功不远了,不过目前依然缺乏充分的科学证据,所以还是充满了未知。

无需接触：
接触疗法、气功和法轮功

2001 年夏天，我接到《华盛顿邮报》健康版编辑交给的一项棘手任务：调查报道法轮功是否有益健康。法轮功是法轮大法的信徒练习的五套操，同时还包括一些精神上的信条。法轮功已经被中国政府明令禁止了。中国及其他多个国家的政府已经将其定义为邪教。我需要关注的是这种运动方式本身而不涉及其政治目的。我必须客观地描述事实，而且不能鼓励读者参与法轮功。或许法轮功就是一种邪教？更令我担忧的是：受美国国立卫生研究院资助的很多大学的研究人员用纳税人的钱研究魔法；而白宫补充与替代医学委员会的气功研究员声称，她在旧金山通过电话用意念治疗远在德国的患者。

对于法轮功的研究必须先从气功开始。气功（包括太极和针灸），是在中国具有 3000 多年历史的传统养生方法。每天清晨，数百万的中国人会到户外做气功。这种潮流始于 20 世纪 50 年代，当时刚刚成立的中国政府并不反对这项运动。气功讲究平心静气，动作缓慢优雅，有点儿像柔软体操。太极是其中比较倾向于武术的一种，而针灸则是使用针刺进行治疗。气功理论认为，太极和针灸都可以引导体内的气集中到最需要的部位，从而有利于健康。1992 年，李洪志突然开始宣扬法轮功，更像只是借气功的名义。我无法找到任何可以作为采访对象的医学研究人员来解释到底何谓法轮功。他们只能对气功下个定义。

气功在医学上还是有一定地位的。从 1990 年开始，美国国立卫生研究院就资助了几个小规模的试验，主要研究气功对神经功能紊乱、关节炎等疾病的疗效。其中，美国国家老年研究所对练习气功的 70 岁以上老年人进行调查,发现他们的体力得到了改善,跌倒的危险降低了近一半。更大规模的研究正在进行中。针灸疗法似乎也比较有效,至少在缓解恶心、疼痛上有一定效果。

一位接受采访的学者解释说,现在的研究更注重的是观察气功是否有疗效,而不是它的作用机制。这样一来,研究方法就相当简单:一组人接受气功锻炼,一组人则什么都不做,6个月后观察两组效果的差异就可以得出结论了。太极只需要集中精神,缓慢而安静地完成,或许对于那些年老体弱或丧失行为能力的人来说,这显然比剧烈的有氧搏击操更有助于健康。相对于应激反应,讲究坐禅冥想的气功可以使身体出现放松反应,这种状态可以降低代谢速率,减缓心率,增强免疫力。据说诵经也能够达到同样的效果。而所谓的应激反应,就好比当你遇到持刀抢劫时,心跳加速,集中精力,全身准备应对危险的状态。这在紧急情况很有用,但不需要时刻保持,因为这种压力会导致疾病。如果太极、针灸和坐禅(内气功)的确有效,那很可能是由于它们都比较温和,只会引起放松反应。这其中并不存在着什么惊人的奥秘。

外气功就有点神乎其神了,其中包括接触疗法。所谓的接触疗法是指治疗师只需通过接触患者,或者将手置于相应部位上方,就能够治愈疾病。更夸张的是进行超远距离感应治疗——在美国的办公室里就能治愈远在欧洲的患者。无论中国还是美国的合法的气功大师都会告诉你,这些外气功疗法来自中国古老的民间传统。然而,事实是这些疗法并无任何科学依据。2000多年前,佛教僧侣发现长时间打坐后他们的手会变得很热,由此产生了所谓的接触疗法。实际上,这种异常的产热是可以用科学理论解释的。长时间的静坐会使人完全处于放松状态,心脏等重要脏器对血液的需求量减低,血液就会流向手脚等处的末梢血管。普通百姓却会觉得这种“热”充满着神秘的力量,于是纷纷要求接受接触治疗。而当温暖的手接触你的胃部时,你当然会觉得相当舒服。

如果你看过中国的动作电影,就会知道这种“气”的力量被夸大了。武

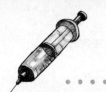

林高手飞檐走壁，个个身怀绝技，一直挑战着美国战争片《桂河大桥》的主题。接触疗法发展神速，很快这些僧侣就可以不通过直接接触而传递"热"了。功力深厚的人甚至可以在6英尺外发功进行治疗。普通百姓当然会认为功力越强越好，自然就会选择那些自称可以远距离治疗的大师。于是一门伪科学就此诞生了。

美国国立卫生研究院补充与替代医学中心资助了一些研究接触疗法疗效的实验。然而，要测试所有形式的治疗方法似乎是不切实际的，或许应该进行一定的分类，区别对待。其界限应参考物理规律，或内气功而非外气功。在所有相关研究中，密歇根的研究人员负责的是接触疗法对外伤的疗效观察，其理论是：气功可以清除有害的能量，而注入有利的能量。幸好那些气功大师都不接触伤口，否则引起感染的可能性要比治愈的可能性大得多。无法想象这些研究人员到底有没有看过《美国医学会杂志》。几年前，年仅9岁的小女孩罗莎在四年级科学课上设计了一个实验，测试21名气功大师是否能感觉她手上的"气"。方法是让这些大师在没有接触并且看不到的情况下，说出他们那具有神奇力量的手是否正在罗莎的手上方。在总共280次的试验中，他们的准确率只有区区44%，甚至没到达到一半的概率。这个实验相当经典，所以被当年的《美国医学会杂志》收录，罗莎也成为在医学研究权威杂志上发表论文的年龄最小的科学家。

世风日下，那些享有盛誉的大学为了获得经费也开始疯狂地参与相关的研究。除了获取名利外，这些学校还干了些什么？2002年，国立卫生研究院补充与替代医学中心的研究预算从1990年的200万上升到了1亿美元。消息一出，所有人都垂涎三尺。或许，那些急功近利的科学家想，只要去做那些简单的实验，一组受试者开朗积极，另一组则消极避世，那钱就到手了。我们只是希望该中心的研究资金用在更加有价值的地方，比如黑升麻对女性绝经期综合征的作用。经过一系列有关法轮功的采访，我深切地感受到了这一点。一位国立卫生研究院补充与替代医学中心资助的气功研究者告诉我，人类本来是会气功的，只是随着时间的推移逐渐忘记了，而猫至今还有这种能力,要不然为什么从很高的地方掉下来,它们总是能保持四肢先着地而不会摔死呢?(实际上这是因为猫的内脏器官都在胸廓里面,受到周围肋骨的保护,而人体的很多脏器在腹腔中,缺乏保护。况且,失去人类和药物的庇护,在野外的猫也只能存活3年到4年。)另一位研究者,白宫卫生委员会的乔声称她能够远距离治疗疾病,而无需与患者直接接触,还说她曾经使一位截瘫患者重新站了起来;并声称,要是里夫电影《超人》的主演(因颈部损伤导致高位截瘫)愿意见她的话,她甚至可以治好他的高位瘫痪。那么,她为什么不直接远距离发功呢?

法轮功的出现让这种无稽之谈变本加厉了。法轮功将接触疗法、意念疗法、远程疗法和气功最愚蠢的一面结合在一起。法轮功的要领是,信徒需要不断修炼以获得一种叫做"法轮"的东西。"法轮"在我们体内的第四维空间中不断旋转着,从与我们平行的遥远宇宙中汲取治愈身体的能量。法轮功的始作俑者李洪志目前在纽约皇后区流亡。他断言大卫·科波菲尔拥有一个重要的法轮使其能穿墙而过,并完成其他很多惊人的魔术。这些话都可以在李洪志广为传播的书中找到。"李大师"和那些所谓的法轮功教头可以传授"法轮"给你,然后只要你能让那玩意旋转,你就能一路顺畅了。法轮功完全玷污了太极和其他一些气功疗法的名声。据说,法轮功的能量来自外界,很遥远的地方;气功产生的能量来自体内,只是靠呼吸、运动和集中精神使其重新分布。

法轮功有五套动作,四套是站位,一套是坐位(冥想态)。这些动作对健康到底有没有益处?对此,那些法轮功练习者深信不疑。从医治慢性腹泻到医治癌症,法轮功无所不能。除了上述动作,还要遵循一个叫做心性的道义,否则就起不到任何作用。这种说法同样证明了法轮功根本不是气功。这种臆想出来的疗效,就像深夜电视推销的质量证明书一样不可靠。北京一位退休白领声称法轮功不但治好了他的皮肤过敏症,还缓解了慢性腹泻。(他也开玩笑说没有通过那个心性测试。)一位做过骨科手术的女士声称法轮功使她的骨头重新长出来。这些想法对人的思想是危险的,如果他们一

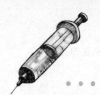

直笃信法轮功,很可能导致不可挽回的后果。

法轮功所宣扬的保健理论缺乏任何科学依据,我们将其归为庸医和骗术。法轮功声称能够通过简单的接触治疗疾病,甚至跨越大洋进行远距离治疗,还可以让瘫痪的人重新站起来,对癌症的治愈率远高于常规治疗,而且坚持练习可以活到200岁以上,等等。很多热衷者开始拒绝正规医疗转而求助于法轮功。李洪志声称只要潜心修炼法轮功,就不会得病。寻求医学治疗只能说明你不够虔诚,作为惩罚,你就肯定会得病。法轮功确实是一个邪恶的组织,他们号召信徒自焚,还说这样可以使灵魂得到净化。

那么,国立卫生研究院补充与替代医学中心还需要继续投入资金研究法轮功吗?他们的答案是肯定的。你看,有那么多的民众在国立卫生研究院的广场上练习法轮功呢,而该中心似乎也愿意斥资研究任何其他有关传统疗法的项目。那些研究者要么本来就稀里糊涂,要么就是明知这些治疗毫无价值却贪图高额的研究经费。在这样的情况下,如何才能对传统医学领域的相关研究制定规范呢?而现在的方式是对全部的所谓传统疗法进行大规模的研究,无论它们是否违背基本的物理学原理。如果某种疗法出现了10%—20%的有效率,研究者肯定清楚这来自安慰剂效应。那接下来我们是不是该把服用安慰剂也当做一种疗法了?是不是可以向老百姓宣传接触疗法可以让伤口更快地复原?不知道国立卫生研究院补充与替代医学中心"广撒网"式的研究能得出什么样的结论。希望这种力量能伴随着我们。

问题的根源：

医药的另一选择——草药

最后，让我们来探讨一下最有希望的草药疗法。草药对于顽固性的疼痛等疾病似乎具有一定的疗效。在美国，至少有四分之一的药物是直接从植物中提取的。比如，阿司匹林就是从柳树皮中人工提取出来的。唯一的问题是，我们尚不完全了解每种草药的适用范围，对使用剂量也还没有确切的把握。然而美国食品和药品管理局并没有对草药市场采取必要的限制措施，商标上写的和药物的实际成分甚至可以有出入。这导致了市场上的草药在成分、配制比例和来源等方面缺乏规范，局面极其混乱。

普渡大学的生药学和天然药物学名誉教授泰勒先生写了一本关于草药的权威著作，对草药的定义、历史、用法作了详尽的描述。书名为《可靠的草药》，至 1999 年已经是第 4 次再版了。或许几年后会有新的版本问世，那时肯定会包括美国国立卫生研究院资助的有关草药研究的最新成果。泰勒教授提到，临床研究发现，一直以来认为具有护肝功效的奶蓟草确实可以预防肝炎和肝硬化。而且对于毒蘑菇急性中毒者，用奶蓟草抢救的成功率达到了 95%。此时，奶蓟草就是真正的解毒剂，而不是什么替代药物。在欧洲，对类似奶蓟草这样的草药在纯度和使用剂量上都有严格的规定。

泰勒教授同时也提及，正因为那些江湖郎中、芳香治疗师、占星家们毫无医学知识，盲目追求疗效而全然不顾草药潜在的毒性，才破坏了草药疗法的声誉。泰勒教授的著作立足科学的研究结果，给那些表面上光鲜亮丽的江湖郎中以迎头痛击，因为他们所谓的理论都是毫无根据、站不住脚的。金丝桃真的可以缓解轻度抑郁吗？可能不行。美洲蒲葵真的可以预防前列腺癌吗？也许不行。银杏叶真的具有增强记忆力的功效吗？很可能不行。美

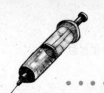

国国立卫生研究院补充与替代医学中心已经开始着手调查这些"说法"。美国国立卫生研究院补充与替代医学中心的做法是,如果美国人真的要使用这些草药,那么起码首先应该保证其安全性、有效性,并确定其适宜剂量。

一些草药已经被证明具有确凿的医学价值。正如传统医学理论普遍认为的那样,黑升麻的确可以治疗围绝经期综合征,其有效性等同甚至超过了常规临床疗法。同时,也发现了一些草药并不具有传说中的作用,比如蓝升麻不仅对痛经没有缓解作用,而且还有微量的毒性。根据印第安人的传说,黑升麻还可以治疗蛇毒等许多疾病,这只不过是芳香治疗师之流糊弄患者的一种说法而已。除了减轻绝经期的症状外,黑升麻无其他任何作用。

天然的植物很可能是有毒的,这不难理解。毒藤是天然植物,但你绝不会把它抹在皮肤上;蘑菇是天然的,但其中一半有剧毒。常用的烈性草药包括槲寄生、康复力花和洋地黄。这些草药的中等剂量就可能致命,你也许没有注意到每一片药物的实际剂量。因此,那些声称由于草药是纯天然的所以是安全的说法显然是不正确的。目前所知毒性最强的化合物是马钱子碱或者蝇蕈毒素,都是从天然植物中提取的。许多草药还会引起过敏,最常见的有甘菊、松果菊和小白菊,它们对于那些对豚草、菊花、雏菊等菊科植物过敏的人而言是很危险的。由于美国食品药品管理局没有控制这些药品,所以你在草药的标签上可能找不到这些信息。

有些草药完全是粗制滥造的。其中混杂着植物的非有效部分以及有污染的成分,有些甚至根本不含药草。而患者对此常常无法清楚了解。有一些私人资助的组织,比如 http://ConsumerLab.com 会对这些草药进行检测并将其合格的产品公布出来(但不会公布不合格的产品,从而避免被提起诉讼)。通过这种检测,草药生产商可以获得相应的质量证明书,但充其量我们只能认可其正当性,因为毕竟这些私人机构的运作缺乏监督机制。这些第三方组织经常发现,那些标明含量为5%的成分,往往实际只有0.001%或者完全没有,也有的达到了99%,从而导致了这种草药要么毫无效果,要么引起中毒。不过这种情况往往发生在制造工艺粗糙的厂家,或者那些骗术还不到家的江湖郎中身上。一些草药中还经常含有诸如水银等有毒金属，这尤其在亚洲更为严重，但生产商都不会在标签上标明。

那为何这样的行为没有受到约束？这还要追溯到1994年颁布的《食品添加剂与健康法案》。这项法案将草药作为一种食品而不是药品对待，规定只要求生产商保证基本的安全性，就允许出售。只有当出现安全问题，或者生产商打出类似于药物的广告时，美国食品和药品管理局才会介入调查。只要这项法案没有变动，那生产商就可以在草药中随意添加成分，也可以毫无顾忌地做广告。虽然禁止在广告中使用诸如"治疗"、"减轻症状"、"预防"等词汇，但这对于狡猾的生产商来说根本起不到约束力，他们变着花样推销自己的产品。他们说银杏叶提取物能够"提神醒脑"，而不说可以"治疗阿尔茨海默病"。广告中，一位神采奕奕、年过花甲的老人说他担心记忆力下降，希望进行预防，这显然暗示了阿尔茨海默病。目前根本没有证据证实银杏叶提取物可以提神，更不用说缓解阿尔茨海默病的症状了。药品制造商从来都是这样打广告的。不知道那位热衷银杏叶提取物的六旬老人有没有同时服用阿司匹林预防心肌梗死。希望没有，因为银杏叶提取物和阿司匹林一样，具有防止血液凝固的作用，如果两种药物一起服用，效用叠加，就会增加内出血和卒中的危险——然而普通的消费者对此一无所知。

现在，很多生产商将草药直接添加进食品和饮料里。美国人不仅没有认识到草药潜在的危险性，反而将其当做零食一样对待。现在，随处可见添加了多种草药成分的甜茶、苏打水、矿泉水、汽水和小吃。这都是令泰勒教授和其他专业草药研究学者不齿的。这已经触及美国人对医药的错误观念的核心了。

美国人，一旦听闻某种草药或者维生素有作用，就会争相购买，往往不仅买得很多，还追求服用的高浓度，并把它们作为本来就不健康的日常饮食的一部分。举个例子，最近有研究表明绿茶有可能预防乳腺癌。美国研究者称虽然缺乏明确的证据，但至少喝绿茶对身体没有坏处，而且极有可能是有益健康的。因此他们鼓励美国人多喝绿茶。这是研究者给出的最糟糕

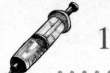

的推荐。在日本，人们是直接饮用绿茶的，而美国人受不了绿茶的苦味，他们只喝"绿茶饮料"——所谓"绿茶饮料"就是在一般的饮用水中加入绿茶提取物，再添加一些糖和盐——实际上与那些不健康的饮料差别不大。人参饮料也一样，很可能只是用无活性成分的人参浸泡了很短时间的糖和盐开水。（只有生长4年以上的人参才具有活性成分，而这种人参相当昂贵。）同样，人们还把据说能缓解压力的卡瓦胡椒加入到巧克力中。这股草药风只是助长了不健康的饮食习惯，而同时还令你感觉良好。

任何批判庸医和虚假草药的文章都会提到布罗森特（Bloussant）产品。用布罗森特生产商的话说，使用布罗森特产品就可以不必进行整形手术而拥有坚挺丰满的乳房。这个产品主要面向少女，在类似《十七岁》这样的青少年杂志上常常可以看到他们大版面的广告，而有线电视台也会播放这样的广告。布罗森特是一种当归、黑升麻、茴香和美洲蒲葵的混合物。至于每种成分的比例就不得而知了，因为根据法律规定，生产商不需要说明这些内容。那么这种草药又是如何起作用的呢？请看杂志广告词："唤醒机体的生长能力""刺激乳腺细胞内的物质"。"为你重塑自信，不必再为乳房过小，或者高额的假体植入手术费而烦恼"。布罗森特能为年轻女性的健康和自信着想很不错，这就是这家资产达到310亿美元的生产商的状况。

归根到底，草药和其他所有东西一样是由化学物质组成的。一些化学物质对人体是安全的，另一些则是有害的。无论是自然的还是人工合成的，它们都属于化学物质。没有理由认为天然的化学物质安全性要高于药厂生产的。所以，食用未经检验的草药和服用未经检验的药物一样。更进一步说，能成为药物的都是有活性的。只有你体内某种过程改变时，药物才能起效。药物作用的定义指出，药物就是一种在一段时间后可能对身体造成伤害的化学物质。

手臂上的一针：
预防接种的真实风险

对于预防接种的恐惧出于悲观主义。打预防针确实都是有风险的。据统计，几千名儿童中就会有一名因为接种疫苗而出现高烧和类似流感的症状，这很可能与变态反应有关。另外还有不到几百万分之一的儿童会因症状严重而死亡，或者导致脑损伤、麻痹。尽管发生率不高，但这都会影响到家长对注射疫苗的态度，毕竟概率低不等于不会发生。

疫苗是灭活或减毒的病毒(其活性形式可以入侵人体并引起疾病)。人体能够轻易地战胜这种不具伤害力的病毒，并将这种特异性的免疫应答记录在免疫系统中。如果将来再次接触到毒性更强的这种病毒时，人体免疫系统就能直接运用之前保存下来的生物武器战胜病毒了。这就是免疫预防机制。

病毒是最简单的生命形式，大小仅为细菌的几十到几百分之一。(炭疽杆菌等细菌感染也会引起疾病，但一般都采用抗生素进行治疗；预防接种一般是专门针对病毒感染性疾病的。)绝大多数病毒是由蛋白质衣壳和简单的核酸组成，它们需要依赖其他生物的活细胞——比如说我们人类的细胞——进行繁殖。普通的感冒及流感都是由病毒引起的。除此以外，病毒性疾病还包括艾滋病、白喉、脊髓灰质炎、天花、水痘、百日咳、破伤风、麻疹、腮腺炎、风疹，等等。人类自起源至今，许多人种就因病毒感染而灭绝。

通过预防接种，病毒可以被消灭。天花和脊髓灰质炎就已经几乎绝迹。因为只要每个人都接种了疫苗，那么病毒就无处为生了。这种方法称为群体免疫。只要对一代人或者两代人进行了大范围的疫苗接种，这种病毒很快就可以被消灭。与细菌不同，病毒对人类来说有百害而无一利，消灭它们

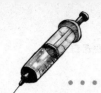

可以造福全人类。

当家长拒绝给孩子接种目前罕见的某种疾病(如脊髓灰质炎)的疫苗时,他们的孩子并不会立即面临感染这种疾病的危险。在美国和加拿大,脊髓灰质炎已经非常罕见了,所以没有接种的儿童感染脊髓灰质炎的机会很小。但是如果你去纽约或者一些多种族混居的地方,那感染的风险就大大上升了。20世纪80年代,加勒比地区发生过一次脊髓灰质炎大流行;2002年,海地和多米尼加共和国又有一次小规模的暴发流行。任何到上述地区去过或者居住过的人都可能是病毒携带者。世界变得越来越小了,病毒在地区间传染的风险越来越大。拒绝注射脊髓灰质炎疫苗实际上是一种自私的行为,它破坏了多年来全世界为对抗脊髓灰质炎所作出的努力(这是全世界的努力)。而拒绝其他更常见的疾病,如腮腺炎、麻疹和风疹的疫苗接种,其后果更加触目惊心。每年有数千名未接种儿童死亡或感染这些病毒后出现脑损伤。据联合国卫生组织统计,仅阿富汗每年就有35 000人死于麻疹。这个地方没有实施预防接种。

那些反对预防接种的组织,利用各种各样所谓的"事实真相",编造了很多有关疫苗有害的谣言,从而使许多受过良好教育的自然派放弃预防接种。反对者中有一些是经历过痛苦的父母,他们的孩子在接种疫苗后出现了不良后果;而另外一些则是居心叵测的阴谋家,他们谣传美国中央情报局正在试图通过预防接种控制人口,还说水中的氟化物是共产党的阴谋。他们曾经称接种麻疹—腮腺炎—风疹三联疫苗(MMR疫苗)会导致自闭症,并为此展开了最为声势浩大的一场抗议活动。尽管最初这场抗议受到了媒体和大众的高度关注,不过很快就被证实完全是一派胡言。另外一些抗议活动要么严重曲解了病毒的含义,要么就是纯粹的胡说八道,欺骗大众。

对接种MMR疫苗导致自闭症的恐慌发生在1998年。当时权威的英国医学杂志《柳叶刀》刊登了韦克菲尔德的一篇文章,文中提到,研究发现儿童自闭症和胃肠道疾病与一周岁时常规注射MMR疫苗有关。韦克菲尔德本意并非制造恐慌，他只是陈述了一个事实——上述两种病症与疫苗注射常常同时发生。这只是对两个事件的相关性的一项研究。由于缺乏生物学机制的分析，也没有动物实验的证据，对人类受试者的统计分析也不具有充分的说服力，从科学角度而言，这项研究得出的相关性并无多大价值。然而就是这样一篇文章在当时引起了巨大的轰动，那些富有的、受过良好教育的、自然派人群对此深信不疑。退一步说，即使确实存在上述相关性，其发生率也是微乎其微的，因为结论是通过一次有争议的研究所观察到的个别现象获得的。那么，难道你宁愿为了避免这个小概率事件，而选择让自己的孩子冒着更大的风险不接种疫苗吗？要知道，麻疹、腮腺炎和风疹都可能导致儿童死亡或学习能力低下。

韦克菲尔德的研究非常有趣，值得进一步研究。事实上后来进行了许多有关这方面的研究。美国医学研究院是一个独立的非政府组织，聚集了全美最杰出的医学研究者。他们经过几年潜心研究，得出了与之前相反的结论，即 MMR 疫苗与自闭症不存在相关性。MMR 疫苗是 1963 年才研制出来的，它的使用成功地将麻疹的年发病人数从当时的 50 万人下降到了 2000 年的 500 人。没错，自闭症的发病率似乎一直在逐年上升。自闭症只有在儿童成长到一定阶段才能进行诊断，而那恰好是常规接种 MMR 疫苗的时间。自闭症似乎更可能是出生前就存在的而不是后天的。美国医学研究院的研究发现，自闭症很可能是基因和环境共同作用的结果，某些还可能与先天性疾病和不健全的免疫系统有关，而非 MMR 疫苗本身。MMR 疫苗再次成为焦点是在 2002 年初，当时的英国首相布莱尔向媒体宣布，他刚出生的小孩已经接种了这种疫苗，并充分相信疫苗接种的重要性和安全性。此举同时回应了此前谣言，当时盛传首相不会给自己的孩子接种 MMR 疫苗。尽管如此，英国一些反对疫苗的组织，如"公正、觉醒与基本保障"协会(JABS)，依然坚持认为接种 MMR 疫苗不仅是危险的，而且没有任何必要。

新生儿猝死综合征也发生在常规接种疫苗的时间段，所以与此相关的研究相当多，结果显示两者之间并不存在因果关系。然而作为父母，相信某

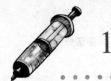

些可能的联系也是可以理解的。试想,一位母亲看着自己的孩子在出生后的第一年接种这样那样的疫苗,然后突然有一天,看上去健康可爱的孩子在熟睡中突然无声无息地死去了。这种怨气非常需要有地方发泄。

接下来让我们来探讨一下那些抗议内容。其中一条称,脊髓灰质炎是可以自然消亡的,然而由于对成千上万的儿童进行脊髓灰质炎疫苗接种,才导致至今还没有消灭这种疾病。确实,19世纪后期,脊髓灰质炎发病率呈现下降趋势,直到20世纪50年代末(当时索尔克研制出了第一种脊髓灰质炎疫苗)。发病率下降关键是由于饮用水安全和个人卫生(这是公共卫生运动的胜利)。一个令人惊异的事实是,脊髓灰质炎病毒可以轻易地通过粪便传播,公共游泳池就是最常见的易感区域。因此卫生意识的提高对阻止病毒传播起到了举足轻重的作用。疫苗的出现则几乎将世界范围内的脊髓灰质炎完全消灭了。然而,每年的患病率还有波动。有时候接种疫苗次年的发病率反而上升至500%。在疫苗最初被使用的上世纪50年代,发生上述情况是正常现象。如果这个村子今年有1个人感染了脊髓灰质炎,那么到了第二年,可能出现小规模的流行而导致5个人患病,这样发病率就是原来的500%。如果这个村子里的人不接种疫苗的话,恐怕第二年患病的人会多得多。

20世纪60年代发生的百名儿童集体感染事件是口服脊髓灰质炎疫苗饱受争议的另一个原因。当时给这些孩子服用的是由萨宾发明的脊髓灰质炎口服减毒疫苗(与索尔克的注射灭毒疫苗不一样)。没有人知道如何去解释这一切。脊髓灰质炎疫苗在当时完全卖不出去了。想要说服目睹了这一事件的家长,让自己的孩子去吃带有活病毒的脊髓灰质炎糖丸几乎是不可能。尽管当时接种脊髓灰质炎疫苗已经被纳入了法律,但包括国会在内的反对声此起彼伏,人们信不过疫苗,觉得它危害了国民的健康。在没有完全建立起群体免疫的情况下,脊髓灰质炎的确还会暴发流行,这使得口服疫苗首当其冲受到指责,随后连注射型疫苗也被质疑。50年后的今天,脊髓灰质炎的预防接种成果显著,不过早年的那些担忧也是合情合理的。

研究表明,由于口服脊髓灰质炎糖丸而导致感染脊髓灰质炎的概率为1/2 400 000。易感者往往是免疫系统异常的婴儿或者从来没有接种过疫苗的成人。此后,美国研制出了更加安全有效的口服疫苗(eIPV)。有人指责医生是杀人凶手,因为他们把这种带有活病毒的口服疫苗带到了发展中国家。但他们也许没有看到,每年有无数的人因为这一举措而免除了疾病甚至死亡的痛苦。撒哈拉以南地区是战果最为卓著的。由于缺乏足够的人力物力,疫苗接种无法覆盖那里的全部地区,而减毒活疫苗与病毒本身一样能够通过人群进行传播,从而扩大受益人群,这是灭活型疫苗做不到的。

其他有失偏颇的反对言论包括:疫苗接种的危险性胜过疾病本身;预防接种和患病率的下降没有必然联系;疫苗到底有多大作用还值得商榷,等等。这些说法都没有根据,并已经被证明是错误的。据说,2000 个注射百日咳疫苗的人中就有 1 个出现不良反应,死亡的概率达 1/1 000 000。这听起来很有说服力来让人们放弃疫苗,不过实际上这两个数据都存在着明显的问题。首先,所谓的发生率高达 1/2000 的不良反应,只是指那些轻微的不致命的症状;而因为注射疫苗而死亡的人数也远远低于上述水平。由于你周围的人都进行了百日咳疫苗的接种,所以即使不打疫苗,你也不会得这种病。然而万一你到某个依然存在百日咳的地区,或与该地区的人接触,或者接触了他们碰过的东西,就很可能患上这种严重的疾病。

百日咳疫苗总是受到质疑。欧洲的一些研究指出因百日咳而死亡的病例越来越少了,但他们完全忽视了多年来预防接种所起到的作用。实际上,这是群体免疫的功劳。那些接种了疫苗的人对没有接种者起到了很大的保护作用——由于大多数人都具有抵抗力,极少数的患病人群无法把病毒传播出去。然而当时,英国还是决定缩减这方面的开支,这样可以节约钱(纳税人的钱;反疫苗人员总喜欢这样说),不是吗?1974 年,预防接种范围缩小了,于是到了 1978 年,英国暴发了百日咳,10 万人患病,其中 36 人因此失去了生命。瑞典和日本也经历了同样的事情。

人们不是想要一个因果关系吗?随着苏联的解体,苏联国内一片混乱,

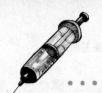

白喉的预防接种工作也被搁置了。据美国疾病控制和预防中心的数据，原苏联地区的白喉患者从 1989 年的 839 人剧增到 1994 年的 50 000 人，并出现了 1700 个死亡病例。随后，白喉传入了欧洲和美国。事实证明，一旦减少预防接种，就会使那种疾病死灰复燃。相反，进行疫苗接种则可以得到令人振奋的结果。1990 年开始使用 B 型流感嗜血杆菌疫苗之后，美国的患病率下降了 99%。

那些反对疫苗接种的人显然不了解在疫苗发明之前人们生活的艰难。那是个常常因为疾病而家破人亡的年代。一对夫妇有 10 个孩子，7 个可能在成年前就会夭折。如果这样你依然无法完全相信疫苗，那么请登陆预防接种运动联盟的官方网站 http://www.immunize.org。许多父母因为拒绝疫苗而使自己的孩子遭受了疾病的痛苦，甚至失去了生命。他们将自己的亲身经历写在网站上，呼吁更多的人重视疫苗接种。

第六部分

拿一切来冒险

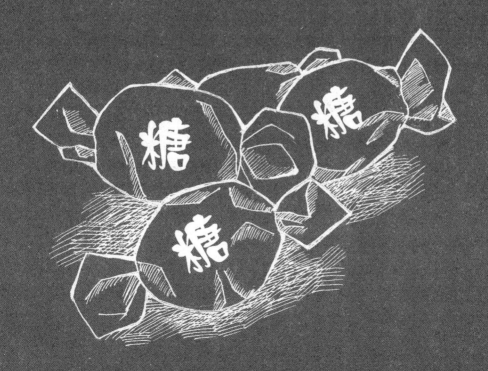

想吃药的欲望，也许是人类区别于动物的最大特点。

——威廉·奥斯勒爵士（1849—1919 年）

风险科学的研究者们一直觉得荒唐（或称失望）的是，为什么人们总是辛辛苦苦地去关注一些低风险事件却同时在进行着高风险的活动。这样的例子不胜枚举。我们滑雪、玩滑雪板以及参加极限运动，然而却通过立法来抵制欧洲产的生牛乳奶酪，因为每年有 6 个人由于食用该奶酪导致死亡。由于儿童癌症上升的错觉，我们要求环保组织降低食物中的农药含量，却无视每年数以千计的儿童死于意外或蓄意的枪击事件这一事实。我们呼吁要净化空气以减少肺病的发生，然而在大多数国家中，至少有 25% 的人在吸烟。我们担忧农药带来的死亡风险（1/1 000 000 的死亡率），却不关心死于车祸的风险（1/100 的死亡率）。超过 3/4 的心脏病、卒中、糖尿病还有许多癌症是可以通过改变饮食和增强运动加以避免或能显著延缓发病的。它们才是大杀手、真风险。

毒性的复仇者:

毒理学

　　一切物质都是有毒的。这不是谎言。即便是水也有毒。太多的水也会要了你的命,这叫做溺死。毒性取决于剂量。任何东西——无论是盐、果汁还是二噁英——只要过量都会造成危害。到底多大的剂量才是安全的,这就是毒理学试图解决的问题。

　　工业制造出了一些致命性的溶剂和副产品,例如二噁英、苯和氯乙烯。我们通常把这些化学制品叫做"有毒物质",事实上它们的确是有毒的,但只限于特定水平。一分子的苯溶液混于十亿分子的水中就失去了毒性。事实上,它也就完全无害了。不过,百万分之一的浓度是有毒的。无可否认的是,苯是有害物质,或称毒物。当然,苯引起毒性时所需要的浓度要小于乙基酒精(烈性酒)或是氯化钠(食盐)。苯的毒性要比酒精大百万倍。然而,相对于死于苯中毒的人数来说,每年死于酒精中毒的人数要多出多少呢? 多的可不是一点,这一点您也能够猜得出来。所以说,究竟哪个才是更危险的化学制品?"剂量决定毒性",16 世纪瑞士的内科医生、毒理学的奠基人帕拉塞尔苏斯如是说。

　　毒理学家的重担在于确定到底多大的剂量是过量, 这也是技巧所在。毒理学家通过对啮齿目动物进行一系列的研究,从而确定一个化学制品的安全剂量。这些研究包括:记录这种化学物质的致死量、半数致死量、可逆量;研究它是否导致癌症、突变、神经损伤,或是其他变态反应;追踪它最终的聚集场所,记录它是通过脂肪细胞还是骨细胞来进行分泌、排泄或储存;考虑它的超敏和低敏反应,再参考人的体重、接触率、接触途径以及寿命等数据;最后评估这种化学物质的应用必要性,是适合用于医药研制(接受高

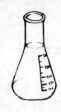

风险)还是用于工业生产(反对高风险)。

很复杂,对吗?现在我们明白了,为什么当绿色和平组织和热心的环保组织声称根本不存在什么安全剂量的情况下,工业部门有时将二噁英看成是安全的,进而添加到你的早餐谷类食品中。这完全取决于你如何理解动物和细胞实验的数据,这些研究都是很微妙的。比如,人类咽下百万分之几的铜是可以耐受的,而这个剂量对于水藻来说就是致命的(尽管十亿分之几的铜是水藻再生所必需的!)。铜毒性动物实验或许并不能告诉我们人的铜耐量究竟有多大。

二噁英是一种已知的动物致癌物。每千克体重中仅仅 1 微克的二噁英(1 个葡萄干重量的 1/1 000 000 000) 就足够杀死半数接触到该物质的豚鼠。相比较而言,1 毫克(1000 微克)的尼古丁,或者 100 毫克的 DDT 才能使同样数量的豚鼠死亡。超强的毒物——二噁英——对人类有害吗?大剂量的情况下,是肯定的。环境中的二噁英含量——存在于肉制品,包括 BJ 冰淇淋的奶酪制品中——对人类有害吗?这是一个非常复杂的问题。

环保局至今还没有足够的证据将二噁英列入"已知的人类致癌物"目录中,而是将它称为"可能的人类致癌物",每年大概有 500 个新增癌症病例是由二噁英引起的。考虑到阳光引发的癌症病例要多于二噁英,所以我们常说的二噁英是"人类已知的最毒物质"这一说法很难得到支持。按分子比较,引起肉毒的肉毒杆菌类毒素比二噁英至少毒 100 倍。毒芹属植物和河豚鱼的毒素也不是善类。众所周知,酒精比所有被冠以"高毒性"称号的化学制品造成更多的死亡,除了尼古丁。

然而,我们还不能洗脱二噁英的罪名,因为剂量决定毒性。二噁英的问题是双重的。首先,它分布广泛。大部分二噁英来源于垃圾、森林大火以及汽车排气管中塑料和其他有机物质的燃烧。这些化学物质不易分解,而是以"原型的"形式存在于空气、土壤以及青草的叶片中。牛吃了含有二噁英的草,并将其存储于脂肪细胞中,因而富含脂肪的牛肉和牛奶中也就有了一定的二噁英含量,像 BJ 冰淇淋,产品所含脂肪越多,二噁英含量也就越多。我们都爱吃油脂。因此,我们通过吃牛肉喝牛奶,将许多年前焚烧垃圾产生的二噁英摄入体内,并将其存储于自身的脂肪细胞中。含量虽然很少,但因为我们体内储存的是浓缩的二噁英,它便开始积聚下来。

另外一个关于二噁英的问题是,虽然它能否引发人类癌症还不确定,但它或许要为另外一些健康问题和环境问题负责任。由于二噁英污染了水域,鱼类、两栖动物、爬行动物——从五大湖流域的蛙类到佛罗里达国家公园沼泽地的鳄类——似乎都存在生殖器发育不完善甚至变性的情况。尽管数据还不具有结论性,但足以为人类敲响警钟。(恐怕二噁英还是导致男性精子数量减少,男性睾丸癌、女性乳腺癌发生率升高的罪魁祸首,但尚无事实根据。)毒理学家审查了所有这些资料。他们知道二噁英导致人类患癌症这一观点尚未明晰,但是正如铜含量的微小增加会导致藻类死亡一样,人类会因为越来越多的二噁英而罹患疾病。毒理学家确定了二噁英的分布和排泄途径:在食物中聚集,并且零排泄。然后,他们将二噁英列为必要因素考虑。塑料,作为大部分二噁英的来源,是很重要的。漂白的纸张,作为二噁英主要的其他来源,却并不显得十分重要。负责任的毒理学家将报告呈交给环保局,由环保局作出决定。

环保局——仍未像酒精、砒霜、石棉那样将二噁英列入已知的人类致癌物——已经强制工业部门减少二噁英的排放量。2002 年的排放量已经比上世纪 80 年代减少了 90% 多。而城市垃圾焚化炉自 20 世纪 80 年代起每年大约排放 18 磅二噁英,这个量将会减少到每年只排放半盎司。医用垃圾焚化炉的排放量将从 5 磅减少到 1/4 磅。这些变化将显著减少二噁英的年排放量。绿色环保组织的努力工作,有人说,是他们采取的那些无情而强硬的策略影响了环保局的决策,而他们似乎也将继续抗议造纸厂和整个社会浪费纸张的现象,因为纸张的漂白会增加环境中的二噁英总量。

环保局并不怎么关心食物中残余的农药,这是因为无论农药的毒性有多大,但含量毕竟少。大部分农药被清洗掉,而剥皮或者烹饪后去除不了的农药也不会像二噁英那样在身体中积聚。相对于二噁英来说,农药的重要

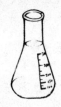

性更值得考虑,因为如果没有农药,是很难生产出大量低廉的食物。另外,一些经过烹饪的食物所含的自然致癌物要比残余农药的危害大得多。鲶鱼和牛排表面那些脆脆的黑色涂层以及烤焦后的残留物,都是已知的人类致癌物质,它们可要比你能吸收的农药或是少量的二噁英的危害大得多。

一些所谓的毒素,比如说铜,是人体的必需元素。硒广泛存在于土壤以及生长于其中的植物(比如小麦)里。如果饮食中硒含量过低,每天若少于 20 微克的话会导致甲状腺疾病和以心肌肥大、心功能低下为特征的克山病。克山病发生在中国和俄罗斯一些土壤中硒含量少的地区。然而硒不像其他营养物质,其剂量安全窗非常窄,太多(或许每天只是 1000 微克那么少的量)会引起多器官衰竭。一些补硒药中的硒含量就非常接近于这个有毒的水平。美国内布拉斯加州,南、北达科他州和加拿大中部地区的小麦中就富含硒元素。如在"认识 α-β-胡萝卜素:抗氧化剂,权衡利弊"提到的,维生素 A、维生素 C、维生素 E 都是对健康有益的,但大剂量服用后也有毒性。吃一片阿司匹林能治疗头痛,但要是一瓶吃下去就能要了你的命。

最准确的说法应该是,地球上的所有物质在达到一定剂量之后都是有毒的。绝对的安全量是存在的,在这个安全量之下的小量有毒物质也不会对人体造成什么影响。可耐受量也是存在的,这取决于人体对这种化学物质的需要。比如,如果不往饮用水中加入氯来杀菌的话,每年会有多少人死于饮用水的细菌感染?答案或许会是几十甚至成百上千。

没人会说毒理学是一门精确的科学。爱因斯坦证明牛顿物理学是不精确的,虽然牛顿物理学在计算行星轨道和许多其他问题方面已经非常好了。细想这件事,正可以说明我们的毒理学对于什么是有害的、什么是无害的并无严格的概念。不幸的是,工业隐藏于这门不严密的科学背后(蓄意攻击它的不严密之处),并且政府也常常不够明智,对我们保护不周。一个典型的例子是关于石棉。

健康专家花了几十年的时间试图禁止将石棉纤维这种矿物质作商业用途,然而工业部门却隐瞒事实,删改医学研究成果,公然在法庭上说谎——这让我们想起了烟草行业。正如兰普顿和斯塔博在 2001 年出版的《相信我们，我们是专家！》一书中幽默地提到，从事石棉开采业和加工业的公司，在玩一种否认和谴责相转化的游戏——首先拖延承认石棉会对工人造成伤害，接着说并不是他们生产的那种石棉，或者说在他们的接触程度下石棉是不会造成伤害的，然后再说接触石棉可能会引发呼吸问题，但不会导致癌症，等等。这种游戏在禁止石棉这种有害物质会对工业和美国的前景造成缺陷的呼声中结束。回溯过去，我们很清楚，一些公司明明已经知道石棉纤维的危害有多大，但却从不对工人采取任何防护措施。一些被操纵的研究向国会显示，石棉并不能使年轻的工人在 20 岁、30 岁或 40 岁时患硅肺和肺癌等疾病，然而，所有医学研究者都知道，肺癌有 20 年的休眠期，只有年老的工人（未做体检的）才会因长期接触而受到有害影响。

　　同样悲哀的故事也发生在铅和其他工业毒物上。无铅汽油的出现对世界上两个最大的工业——石油生产业和汽车制造业——来说是一次有纪念意义的胜利。又是这种否认的把戏，紧随其后的是这样的争论：铅是有害的但并不那么有害；然后是抱怨这会对工业和美国的前景产生严重破坏。最近，氯气工业——在外界看来——似乎要故伎重演。历史悠久的孟山都公司的箴言——"没有化学物质，生命就不可能存在"——现在听起来似乎有些阴险的味道。一次公共关系运动的结果却事与愿违，产生的效果与"这是吸毒后的大脑"这句广告词一样滑稽。氯并不是致命性的物质，工业部门这样说。研究尚未具结论性，他们说。风险被夸大了，他们接着说。美国的前景也是个赌注，他们继续说。一切皆有可能。然而，考虑一下美国工业一路走来的否认和掩饰的足迹，你就能够理解绿色和平组织和其他环境与健康团体的担忧了。或许，在减少二噁英排放的这个问题上，环保局应该一马当先。

　　尽管工业毒素对于普通民众来说似乎是相对安全的，但对工人来说就不是这样了。仅仅是在最近的几十年中，工人才受到保护，免于直接接触氯乙烯甚至二噁英。接触这种高浓度的工业毒素，会引起即时、并且常常是永

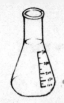

久性的皮疹。几十年来,煤炭工业一直了解煤炭开采是多么危险的工作,但却拒绝提供给工人任何防护设备。大多数铀矿开采工人也从未受到过保护或收到任何形式的补偿。从美国建国以来一直到 20 世纪 60 年代,工人无任何保护措施地接触大剂量的铅、汞、锡、砷、镍这些普通元素。美国工业部门在最大程度上洗清了自己的罪行——由于没有工会组织,来自墨西哥和中美洲地区的移民工人,在得克萨斯州和加利福尼亚州一直到大平原地区喷洒农药时,经常处于接触农药的危险之中。在发展中国家的美国公司,什么危害工人健康的事情都做得出来,这更令人悲哀。工人们甚至都没有防护服,更别说通风设备了。这就是为什么在国外的成本要比在美国本土更加低廉的原因。

是的,饮用水中含有氯,冰淇淋中含有二噁英,煤气泵中含有苯。它们仅仅是在超过一定量后才会有毒。所以当提及毒素时,从个人观点来说,我并不十分担心普通民众,而是更加担忧那些未受任何保护的工人。

同行审查如你所愿：

健康研究是怎样进行的

　　想要弄明白最新的健康研究结果是一件很让人沮丧的事情。相隔仅仅数月的几项研究结果却相互矛盾。鸡蛋对健康有害。鸡蛋对身体有益。如果您是一位 50 岁到 65 岁绝经后的亚洲女性，那么周五下出来的红皮鸡蛋比周一下的白皮鸡蛋对你更有营养，等等。到底是谁在进行这些研究？为什么他们不能把各自的研究综合一下？

　　各项健康研究之间相互矛盾的现象年年都有，究其原因有四个方面。首先是偏倚。有时科学家们潜意识中已经对结果有了某种预见；或者对研究感兴趣的一些团体操纵研究，使之得到有利于他们的结果。第二个原因是研究投入的力度。大的研究常常能在统计学上得到更有说服力的结果，但耗费大量财力且不会经常进行。此外，在当前健康和经济形势处于危急关头，进行一项长期复杂的研究，比如说研究杀虫剂使用和二十年内患癌症风险的关系，并不一定可行。这就导致出现了一系列易出成果且成本不高的研究，研究力度不同，结果中的各种指标也会各异。第三个原因是报道及阐释研究的方式。报纸上可能会登载整个研究结果，但你所捕获的只是标题信息，并不能抓住医学研究结果的真正含义。第四个原因似乎为人们甚至医生所遗忘：人体的复杂性。

　　健康研究并不意味着能得到确定的结果。同样，同类刊物对于一项研究的同行审查也无法彻底令人信服。同类健康期刊的编辑和审查员只是确保研究中所体现的科学相对而言比较合理。医生们对此能够欣然接受。这些研究的目的在于获得一种洞察力，从而捕捉一些线索。随后发表的同行审查报告仅仅叙述在这项研究中 X 物质或行为能够在 Z% 的人群或老鼠中

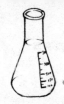

产生 Y 效果。表明 X 原因能导致 Y 结果的研究则很少。然而种种因素之间的关系是很难在报纸中叙述清楚的。比如，一项老鼠研究的结果发现，咖啡因能使血液中某些化学物质水平升高，这些化学物质能够升高胆固醇水平，进而与循环系统疾病相关，这一切转化到报纸的标题就成了：咖啡因可能会引发心脏病。标题和文章的前几段常常会忽略研究的复杂性。这并不是懒惰或无知的科学记者的错误。记者们只是预先让你对研究有一个大致的了解。如果你的确对它感兴趣，你可能会进一步研读：为什么实验对象是老鼠而不是人；为什么是咖啡因而不是咖啡；为什么有发生循环系统疾病的迹象而不是心脏病。倘若医生有足够的资金可以使用适合老鼠用的小型咖啡杯，你也许会读到关于咖啡的后续研究。

几个月后你可能会在报刊上读到咖啡对心脏有益。怎么会这样？这可能也是一项与老鼠实验类似的研究所得到的结果，只是现在我们讨论的是人类喝咖啡。实验组的人群，比如说，每天喝三杯咖啡，每天晚上抽取少量血液化验，连续两周。对照组人群的血容量和活动量与实验组人群相似，但是两周内不喝咖啡。两周结束后，实验组人群体内与降胆固醇有关的化学物质水平比对照组人群稍高。我们就能冗长而乏味地报道：在两个小样本的人群中，喝了两周咖啡的实验组人群体内某种化学物质有少量增加，但是有显著的统计学意义，据其他已发表的报道显示，这种化学物质可在体内胆固醇仍处于较高水平时使之降低。或者，以标题的模式，我们能够理所当然地报道：咖啡对心脏有益。

研究二的调查者可能已经在期刊中读到过有关研究一的报道，然后自言自语：嗨，我们的研究能做得更好。或者他们可能在某个科学会议上听说过研究一，并在研究一完成和发表的时候，已经在做研究二了。这就是科学进步的过程。研究者从其他研究中了解其长处和短处，力求能够进行并发表出更好的研究。他们的事业——就现在和将来获得基金支持的可能性而言——都取决于研究成果。这两项研究都不具有结论性。我们讨论的是心脏病发生时指标的指标。这些研究能给公众一个令人信服的印象，但对于研究者来说这仅仅是个引子——试探究竟值不值得花时间、精力和金钱对咖啡消耗和循环系统疾病的关系进行更大规模研究的一种方式。

从这一点来说,研究者已经建立了一种研究途径。显然,喝咖啡与拇囊肿、单纯性疱疹或者脱发没什么关系。这没什么机制。但是研究者已经发现咖啡中的某种物质——可能是咖啡因,也可能不是——与身体中使血液产生显著变化的某些化学物质有关。更多的小型人体研究蜂拥而上(毕竟,咖啡不是毒药,我们也不必用一大杯星巴克的拿铁咖啡喂老鼠)。所有的新研究似乎都否定了最初那个研究,并且发现咖啡能够升高降胆固醇物质的水平。有了这些新研究成果,我们愈加相信报纸上所说的咖啡对心脏有益。现在是时候进行一项大的研究了。研究人员召集了 5000 名成年人进行一项长达 5 年的研究,观察喝咖啡者是否比不喝者患心脏病的概率小。美国国立卫生研究院会资助这项研究吗?这次不会。所以研究人员转而向咖啡公司寻求资金支持。这样一来就可能导致报道有所偏袒,但结果也可能是公正的。我们拭目以待。

5 年之后,我们得知:不喝咖啡的人患心脏病概率小。于是标题就出来了:爱喝咖啡的人患心脏病的风险大。这是研究得到的结果,但是正确吗?我们依旧不知道咖啡是否能增加发病率。人体是多么复杂的一个系统,饮用咖啡可能不会对其产生什么影响,无论是有益或者有害的影响。研究者必须究其原因所在。可能是因为不喝咖啡的人喜欢运动,或者他们常喝绿茶,从而能够预防心脏病的发生。又可能是因为爱喝咖啡的人有抽烟的习惯,或者有更隐晦的原因,他们工作压力太大、精疲力尽,需要用咖啡来保持清醒。有竞争意识和科学头脑的研究人员感觉有责任来重做这项研究,这次他们控制了第一项研究中所有可能影响结果的干扰因素(锻炼、压力、绿茶、日常饮食)。随着时间流逝,更多的实验在进行中。有所偏袒的机会更多,然而在不断地接近某种统计学上的真相。

在随后的每一项研究中,我们这些门外汉,通常采用大胆的赞成或反对的方式,来获得研究的主旨。如果你想通过阅读来了解一项健康研究的

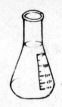

内容,实际上,报纸和杂志仍旧是健康新闻的主流来源,尽管这有些可笑。当然,期刊欢迎读者阅读实实在在的期刊论文,这些文章中都煞费苦心地详细报道了研究的过程和结果。不同于纸质传媒,电视新闻将整个研究归纳为几个句子,常常达不到详尽的标准。如果给这些电视新闻计时,你会发现有的仅仅占用了10秒钟左右的时间。电视新闻拥有了艺术的简洁性,却失掉了科学性。

那么,到底咖啡会不会导致心脏病的发生?对不起,我也不清楚。对于咖啡的研究还在不断进行之中。这也是科学的本性:进行研究需要不断地探索,因而需要更多的资金支持,以保证不会失业。顺势疗法的研究也是因此而臭名昭著。现在我们来研究一种成分只有水的药,因而所有研究人员所检测到的都是水对于疾病的作用。他们将顺势疗法组与安慰剂组作比较。当然,不会得到确定性的结果,因为他们所测得的是一种安慰剂相对于另一种安慰剂的效果。有时,顺势疗法一组的效果好些;有时,安慰剂一组的效果好。在每一项顺势疗法的研究中,得到的结论总是这样:要得到确定性的结果,需要做更多的实验。

咖啡业从未因操纵咖啡的健康研究而受到指控。实际上,它们的确在资助范德比尔特大学的咖啡研究所。我确信那里研究人员所做的工作有益而且可靠。而其他工业部门的研究就没有这么真实可靠了。你知道烟草行业,那些家伙禁止反对性的研究,他们资助并且只公布那些显示烟草无害的研究结果。肺癌的形成期是20年,所以设计一些研究来显示二十多岁的烟民如果不比同龄的非烟民健康,也至少与他们一样健康,这是很容易的事情。最终注定烟草行业命运的是这样一个事实:在吸烟风靡之前的时代,肺癌是一种很少见的疾病。到了20世纪50年代中期,美国人寿命足够长,吸烟量足够大了,肺癌的发生率也就高了。所以烟草行业对于烟草的危害先是采取否认态度,然后是操控的方式,最后就直接对公众撒谎了。

如"毒性的复仇者:毒理学"所述,石棉工业的所作所为比烟草业好不到哪儿去。采矿公司、制造公司甚至汽车和石油公司都用得到石棉——这是一种广为应用的纤维状矿物质。然而，一旦吸入之后，微小的纤维会弥散分布在深部肺组织，造成石棉沉着症——一种慢性炎症，会导致肺组织硬化。工业部门很清楚石棉对人体的危害，但依然蓄意设计一些研究来证明接触石棉的人不会患石棉沉着症。这样一来，无所偏袒的医学院所进行的研究表明石棉是有害物质，而有所偏袒的由工业部门资助的研究则声称石棉无害。报纸上的各种标题也就游走于两种截然不同的观点之间，而外行的民众永远不会明白究竟应该相信哪种论调。一些观点认为，氯工业在二噁英的研究中也在玩同样的把戏——一些人认为二噁英是安全的，另一些人则声称它比撒旦的汗水还要致命——或许只有时间才能作出判断。

影响健康的因素常常太复杂而难以确定，即便是动用成千上万的人群进行一系列的研究。研究人员的检测方案太简单了：给 A 组受试者以 β-胡萝卜素，B 组不给，看看 5 年之后会有什么情况发生。或者是进行回顾性研究：调查癌症和心脏病病人，看看在过去的 5 年中谁服用了维生素，谁没有服用。这叫做流行病学调查。但是 5 年的时间足够长吗？一些人认为，要真正预防癌症和心脏病的发生，需要终生补充维生素。10 000 人的受试者数目够多吗？如果试验效果被一些其他因素(压力、锻炼、饮食、求医机会、心理态度、家庭支持等等)弱化或冲淡，那么研究需要更多的受试者以得到统计学上可靠的结论。甚至是研究进行的地点——比如说是在欧洲还是在美国——都会影响研究结果，即便是同一类人群接受同样的剂量。当研究人员期望研究能出现某种结果时，他们内心的侧重点也是一个影响因素。这就解释了为什么莱纳斯·鲍林研究所公布的研究结果似乎总能显示维生素 C 的好处，而其他科学家无法得到这样的结果。这个研究所在维生素 C 研究领域传承了莱纳斯·鲍林的近代研究成果。

流行病学是一门不严密的科学，但也是可供我们利用的最好的科学。诸多研究都在寻找或多或少相同的结果，科学家可了解当前研究的情况。但是公众常常对此没有耐心。现在人们想知道的是维生素 E 到底能不能预防心脏病。以现在的技术以及检测手段和分析方法，我们实在无法明确地

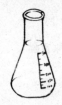

给出答案。人类比遗传学上同源的老鼠——吃相同的食物,居住在相同的环境,每天活动的时间也相同——复杂得多。因此,人类的健康研究需要多年的反复论证和严密分析,才能得到合理的结论。我们依旧处在抗氧化剂充斥的年代,所以我们反复地研究这些标题:在极高的剂量下,维生素 A、维生素 C、维生素 E 到底会不会对人体有益。

这些问题会有多大影响呢?当涉及饮食和健康问题时,常识告诉我们适度是最好的策略。美国人常常太性急了,容易走极端——全鸡蛋饮食,无鸡蛋饮食,大剂量抗氧化剂,绿茶,人参,鱼油,小麦胚芽。到底什么对健康有益,就让科学家们去论证吧。你不会在等待中死去的。如果研究证明某种食物或饮品能显著延长寿命,那么这个结果会迅速风靡。坚持多年以来备受推崇的生活方式——无烟,低脂饮食,多吃蔬菜,适度运动——总不会犯错。如果数年之后,研究人员确定偶尔喝点烈性黑啤酒对健康有益,那我也会去尝试一下。

糖果能延长寿命：
及其他重要的医学发现

　　对科学进步至关重要的实验在普通民众看来往往是最没价值的。并不是所有的科学都包含肿瘤治疗这样的热门研究，大多数都是基础性的工作，指出某种化学物质在何种动物的何种器官中与何种细胞发生作用。这为科学界的"超级明星们"——例如，他们可能会证明补充维生素 E 是否有益于健康——奠定了基础。首先，科学家需要明确维生素 E 不会在消化过程中被溶解而失效。尔后，核心的科学文献要主持题为"α–生育酚能在哺乳动物的胃酸溶液中保持原形"这样的报告。这里，科学家要确定维生素 E 的化学成分（α–生育酚）浸在胃酸中是否被分解并转化为其他化学物质。这并不是一项有吸引力的研究，对于外行来说似乎没什么价值。我们也许会问，这个疯子科学家干嘛要把化学物质溶解在酸中？然而，所有高层面的有关维生素 E 的流行病学调查都是基于这项研究的。

　　真正疯狂的科学家是那些选择去研究完全荒谬的现象的人。圣诞树枝下的亲吻能够驱走圣诞节期间的感冒吗？豆豆布偶能战胜经济萧条吗？这些都是名校科学家们所从事的真实研究。他们实质上是通过向工业部门出卖自己的劳动来获取金钱，进而从事毫无用处的科学研究，这样圣诞树枝的生产厂家就能打出广告，宣传他们的产品能预防感冒。是科学证明了的！电视上这么说的！工业会资助一连串的研究，直到有一项研究能很偶然地得到肯定的结论——在这个例子中，家里挂了圣诞树枝的人们比那些家里没挂的人们感冒次数少。圣诞树枝中真的含有什么化学物质能保护我们免受感冒病毒的侵袭吗？不太可能。这项健康研究有意义吗？答案当然是否定的。

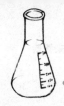

　　你自己就能在家里对健康研究作出评估。由奥斯汀·布拉德福德·希尔爵士在 1965 年首先提出的希尔因果关系准则，包含了许多检验标准来确定健康研究的力度。一项来自哈佛大学的关于吃糖与寿命的最新研究，如果用希尔标准来评判的话是彻底不及格的。该结果公布在 1998 年圣诞节前的那期《英国医学年报》上。报刊并不会审查研究结果的科学性，无论这个结果有多么愚笨；他们只是确保结果不是伪造的。然而，伪造与愚笨之间的距离，就如同剃须刀片的厚度。让我们仔细看看这项研究吧。

　　研究的假设前提是吃糖也许会增加长寿的可能性。研究观察了 7841 位没有心血管疾病、未患癌症、且都是于 1916 年至 1950 年间进入著名的哈佛大学学习的男性毕业生。他们都参与了一项长达几十年的有关健康和生活方式的研究项目。研究分为两组：不吃糖组（在调查表中填写"几乎不吃糖"的人）和吃糖组（每个月或者每隔几天至少吃几块糖的人）。这项有关吃糖习惯的调查于 1988 年开始实施，于 1993 年计数死亡人数（514 人）。结果显示那些吃糖者比不吃者平均多活了 11 个月。

　　现在我们用希尔标准来评判一下这个结果。关联的强度有多大？或者说效力有多强？论文中所报道的吃糖可以延长 0.92 年的寿命，这与吃瘦肉和蔬菜所能延长的寿命相比并无优势。相对危险度是 0.73，意味着吃糖组男性只有 27% 的可能性活得更长，以统计学标准来看，在一项小样本的研究中，这个可能性是很小的。得分 D+。结果与食用量有关吗？是不是吃糖越多你活的时间越长？与吮食、吞食、糖含量或者糖果种类有关吗？没有。事实上，吃糖量最多的一组与不吃糖的一组死亡率差不多。得分 F。反应的协调一致性如何？以前有过这样的报道吗？没有，得分 C+而非 F，因为这也有可能是一项开拓性的研究。食用糖果与结果的关系是什么？是从年轻时候就开始吃糖还是年长一些才开始吃的？这些问题都未经确定。得分 F。

　　糖果的化学作用究竟有多特殊？或者说，这种作用到底能达到何种程度？答案是糖果能使你活得更久。这多少有些模棱两可，并不确切。得分 C-。生物学上的似真性如何？你能在分子水平从糖和细胞新陈代谢的方面解释这个结果吗?不能。得分 F。研究所显示出的因果关系与已确立的疾病知识相冲突吗?是的,得分 C+而非 F,同样,也是因为这有可能是一项开拓性的研究。有动物实验的证据吗?没有。得分 F。(记住,我们需要基础性的科学工作来支持人类的健康研究。)有可比性吗?相似的化学物质能产生相似的效果吗?不能。得分 F。

这时,细心的读者很可能会说了:放轻松点。这只是一项愚蠢并且无害的研究,不是吗?没有确定的答案。糖果研究报道的作者们当然已进行了更为深入的研究,似乎他们在着手这项研究时就是醉翁之意不在酒。他们绝不是收了糖果生产厂家的贿赂才公布这样的结果。总的说来,这项研究有点可笑的意味。毫无疑问,这会引来同行研究者嘿嘿一笑。我仅仅是拿它当个例子。但是它能传递给我们什么样的信息呢?糖果对健康有益吗?真正的事实是,美国的糖消费水平高到难以估量的程度。美国农业部给出的数据是每天 20 茶匙(人均食用量)。糖同时存在于我们的食物和饮品中。一罐苏打汽水大概含 10 茶匙糖,而糖的食用量与肥胖和糖尿病都有着复杂的相关性。

无论新闻媒体如何报道研究结果,作者们都没有错,但还是发生了这样的事情:1998 年 12 月 18 日,离圣诞节仅仅只有一周的时间,佛罗里达地区的一份报纸发表了一篇有趣的相对较长的文章,是关于来自斯克里普斯·霍华德新闻社的一项研究,这意味着全美的小镇报纸可能都会刊登同样的新闻。我们在节日里暴饮暴食是基于哈佛大学科学家们有关吃糖能延长寿命的说法。真是糟糕的建议。12 月 31 日,当人人都准备大醉一场的时候,《费城问询者报》刊登了一则三句话的新闻,简要描述了高糖饮食如何导致各种疾病。这种新闻有点扫大家节日的兴致,所以报纸也就轻描淡写地一笔带过了。

在哈佛的这项研究中,为什么吃糖的人们平均能多活 0.92 年,我们不清楚。似乎吃糖与这个结果并没什么关系。偶然性甚至生活方式的差异都能够解释这个结果。或许活得久的人"心态年轻",这可以从他们吮食糖果

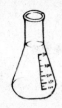

这样一种年轻化的吃糖方式上反映出来。又或许他们的亲属通过给他们糖吃来表达喜爱之情，如此而言，是家庭的温暖使他们长寿，而并非糖果。

加拿大人，美国人北边的邻居，虽然算得上明智清醒，但并非不受愚蠢的健康研究的影响。多伦多大学的健康研究者发现，奥斯卡获奖者比未获奖者活得长，这是 2001 年《内科学年报》上的一篇文章。那些科学家声称，获得奥斯卡奖能给获奖者头脑中注入一种成就感和安宁感，可能可以解释他们长寿的原因。这也扯得太远了吧。愚蠢，愚蠢，真是愚蠢啊！你一定要在获奖者与提名者或是未获奖者之间寻找区别的话，或许一组体质不好，或许一组有更多的姐妹死于癌症。只要找总会有区别的。你能将这些因素都归因于获奖吗？当然不能。它们之间并没有逻辑上的联系。然而，随着美国、加拿大在生育高峰年代出生的人们已经到了退休年龄，寿命的问题渐渐让我们心劳神疲。因此，这种愚蠢的研究才得以实施并发表。事实上，如果在相同的财富水平和医疗条件下，奥斯卡获奖者并不会比普通人活得更久。鼓舞人心的例子无疑就是伯恩斯，这位百岁老人直到他 75 岁高龄时才获得奥斯卡奖。由此看来，任何关于奥斯卡奖有益于健康的学术解释都是失败的。

一些关于顺势疗法和饮食添加剂的"非同小可"的研究有多么糟糕，从上面这几个愚蠢的研究中可见一般，即便它们源自于像哈佛大学这样有威望的学府。但是我现在想知道的是，喜欢吃糖的奥斯卡获奖者能活多久呢？

我们是第一：

美国健康等级

美国是第一吗？可能在篮球场上是的。2000 年世界卫生组织汇编的医疗系统排名中，美国在 191 个国家中排名第 37 位。(法国位列第 1；大多数非洲国家排在最后 1/3。)这并不意味着美国的医疗条件差，而是其他 36 个国家相对而言做得更好。这包括日本、加拿大、大多数西欧国家和部分中东国家。美国医疗服务真正的长处在于它有能力处理世界上任何国家都不能处理的病症和损伤。美国的诊断技术和手术技巧是世界上任何国家都无法企及的。美国医生每天都会对大脑、眼睛和心脏进行复杂的移植，实施全新的术式。其他五大洲的富人生病后常常会飞到美国寻求这样的治疗。巴尔的摩的约翰·霍普金森医学院附属医院是美国最好的医院，也可以认为是世界上最好的医院。波士顿的哈佛大学医学院周边也集结着许多世界顶级的医院，这足以为国际医学界所羡慕。费城也拥有一些颇有名望的医院，比如坦普尔大学系统的各家医院。

既然这样，那为什么美国的医疗体系排名第 37，人均寿命排名第 19，婴儿死亡率排名第 20 呢？问题似乎源于预防医学的缺乏。其他工业化国家几乎都 100% 地将其公民纳入医疗保险计划。而美国只有大约 60% 的公民享有医疗保险。同时，美国对于公民的健康教育(锻炼、饮食、性)以及为市民提供的基本必需品(食物、收容所、预防接种、计划生育)，相比于其他工业化国家还很不够。再加上居高不下的谋杀案件(每年 30 000 起，是排第 2 的芬兰的 3 倍)，和持续走高的少女怀孕率(是第 2 名英国的 2 倍)，就很容易理解美国公民如何比其他工业化国家公民生活得差了。

问题的复杂性在于美国社会中存在三种截然不同的阶层这样一个事

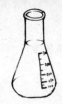

实:极度富有的阶层,稍微有些保险的中产阶级,穷人。穷人并不只是来自于颇受争议的城市老街区。美国的广大地区——从印第安人的居留地和阿巴拉契亚山脉到遍及美国的广大乡村地区——所拥有的基础医疗设施并不比许多非洲发展中国家和中美洲国家好到哪里去。所以,当一个印第安妇女罹患乳腺癌后,等待她的通常会是死亡。没有常规的乳腺检查,没有能进行活组织检查的诊所,癌症一旦发现就已经是晚期,生存率很低(在良好的医疗条件下生存率应该能达到90%)。而其他工业化国家的公民是不会陷入这般境地的。对于美国中产阶级来说,癌症的生存率会高一些,但不比欧洲和日本高出多少。对于美国的富人——那些受过良好教育并享受优质医疗服务的人来说——美国医疗体系是无与伦比的优越。

在其他一些问题中,美国在职业性死亡中位列第15。根据全国人口普查中致命性工伤的调查结果,估计每年有6000名工人死于意外事故,50 000人死于职业病。美国在儿童方面做得也不好。根据儿童保护基金组织的统计,美国的儿童枪支暴力事件居于世界首位,未进行预防接种的学龄前儿童数在工业化国家中最多,生活贫穷的儿童比例(1/5)居于第11位,低出生体重婴儿数位列第17。小于15岁的儿童死于枪火、枪杀、用枪自杀和枪击意外事件的可能性分别是其他25个工业化国家总和的12倍、16倍、11倍和9倍。这些毫不夸大的数据来自于疾病控制与预防中心。到2001年,在联合国154个成员国中,只有美国和索马里未加入联合国儿童权利会议组织。

美国在有些方面还是处于第1名位置的。就健康和环境而言,美国的牛肉和快餐食品消费量最高;冠状动脉分流术开展得最多;女性多次堕胎率最高;艾滋病感染率在工业化国家中最高;医患比、师生比位列最差的国家之一;无家可归者数目最多;人均空气污染物排放量最多;人均产垃圾量最多;在工业化国家中贫富悬殊最大。

好消息是:想要改进的话并不困难。

第七部分

就像电影里演的那样

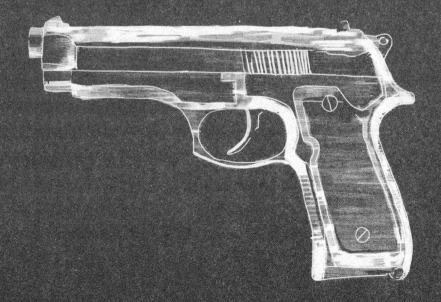

我看了看那个可怜的人———我制造出来的那个可怜的小怪物。

——《弗兰肯斯坦》，
作者玛丽·雪莱（1797—1851 年）

好莱坞，正如你们想象的那样，是糟糕医学的猖獗之地。电影中的人物以非同寻常的方式生活和死亡。这是很明显的：枪伤伤口从不会感染。一拳打在对手下颏上或者用空手道功夫一掌劈在对手脖子上都能将其打昏。好莱坞电影里的人物身体里流淌的血液显然比正常人的 5 升血要多，他们的血都能喷射到很远的地方。他们恰好在说完遗言之后死掉。浸透氯仿的纸巾能够立即让人昏迷。瓶子、椅子砸到人脑袋上很容易就碎掉。昏迷的患者醒来后发型和妆容还都很齐整。饭店里或街上的行人中从来没有残疾人（聋子、瘫痪者、肌肉萎缩者），没有缺胳膊断腿、眼神不好、生痤疮、皮疹或者有兔唇的人，从来不会出现孕妇，除非被绑架的那个人是孕妇。没有人用避孕套，也不会怀孕或者染上性传播疾病。狗在任何困境中均能幸免于难。从罗马士兵到中世纪的农民，每个人的牙齿都是那么完美。

也有不这么明显的。在真实世界中，枪支能够造成瞬间的听力损伤；头部的重击会造成终生的

神经系统疾病；心脏病发作时症状常常不在胸部。好莱坞电影造成的误解
让人难以忘怀，在上述情况中，误解会延误病情，甚至造成死亡。不要期待
电视新闻会如实报道。电视中的医疗和科学报道甚至比电影里演的更能误
导大众。广播记者没能获得奥斯卡奖真是怪事。

我不是记者，但我在电视中扮演记者的角色：

电视医疗新闻的准确度

电视新闻不同于《纽约时报》和《华盛顿邮报》这样的报纸，这些报纸被期待保持某种程度上的新闻完整性，而电视新闻所走的是纯娱乐路线。从本质上讲这也没有什么错。问题在于大部分观众没有认识到这种情况。我们想当然地认为国家网络电视新闻播出时段的播出内容都是正确无误的。一个在全国范围内以新闻形式报道的故事，其本身就带有了某种程度的合法性。数以百万计的人们都在观看呢。你绝不会期望主流报纸和杂志不断报道耸人听闻的科学和健康新闻吧，好像这些主题已被人广为接受似的。你可能认为这些故事的素材来源于那些描绘不明飞行物、幽灵或者超自然经历的杂志。然而它们却是源自于电视新闻。电视台将鬼故事、疯狂科学家轶事和通灵故事搬上荧幕，并把它们作为电视新闻播放出来，因为这些故事总是十分有趣，让我们好好欣赏吧。

哥伦比亚广播公司的新闻节目"60分钟"是一个前沿新闻栏目。它赢得了许多殊荣，文字和广播记者都对这个节目称赞有加。它与电视新闻和一炮而红的节目完全不同。也就是说，这个节目以用耸人听闻的方式报道古怪的健康故事为特征。许多记者都会同意"60分钟"中有关鲨鱼软骨的报道是这个原本著名的新闻栏目的败笔之一。美国广播公司仿效了这个栏目的格式，办了一档名为"20/20市中心"的节目——甚至名字都很相似。其他以特征为导向的新闻栏目也紧随其后，更多地偏向于报道娱乐性新闻而非硬性新闻。当有线电视成为主流媒体——人们可以选择奇异的、伤感的和世俗的等不同节目——网络电视受到重大打击。网络电视面临的挑战在于使节目更加有趣以吸引观众，因为观众是很乐于舒服地躺在沙发上看有线电视的。

以下是对 2001 年 8 月 13 日在美国广播公司新闻节目"20/20 市中心"中一段健康报道的描述。尽管我的本意并不想对美国广播公司的新闻吹毛求疵,但无可否认,我所做的正达到了这样的效果。更确切地说,我认为美国广播公司的报道给我们提供了一个颇具教育意义的例子,即糟糕的医学是如何被描绘成激动人心的新闻:谎称大多数专家已然赞同所报道的消息;靠报道与众不同或是耸人听闻的科学结果来吸引观众,即便是在播出前一刻科学界其他科学家仍认为所报道的内容是无根据的(记者知道这一内幕);对所谓的"专家"的依赖,拒绝接受公正的或是批评性的声音。是的,美国广播公司拥有许多优秀的记者。医学编辑约翰逊博士就是新闻组一位有价值的人物。是的,美国广播公司在阐释新的心脏手术技术或者报道国家宇航局钱德拉 X 射线天文台的最新发现方面做得很好。这些都是硬性新闻的例子。当把新闻特写作为硬性新闻来报道时,电视通常变得很糟糕。

"20/20 市中心"栏目的主题是远程治疗和祈祷仪式。记者吉伦是康奈尔大学的物理学博士。这一点是很值得骄傲的;康奈尔大学的物理系是美国最好的物理系之一。吉伦,出版过许多书,同时也是美国广播公司新闻栏目的科学编辑,肩负着消除科学文盲这一明确职责。所以我期待着能够出现一流的、准确的、为了真理毫不留情面的报道。

几十年以来,许多科学家一直认为宗教能够促进身体健康。也有研究证明,定期去教堂祈祷或者参与宗教活动的人比其他人更健康、更长寿。如果这是事实,原因也可能是这些人更多地走出家门活动。可能他们是走着去教堂。可能他们在教堂做义工时辛勤劳动,比如卖烤面包或者修房子。又可能他们只是保持与社会的联系,他们相互关怀,并且在生病时能得到帮助。还有可能是教徒们无意识中所做的一些积极的事情在潜移默化中有利于健康。同时,我们都知道,祈祷能放松身心,降低代谢率,减慢心率,提高免疫力。哈佛大学医学院的本森就是这个研究领域的领军人物。

吉伦提出了一个截然不同的观点。他指出 90% 的人都是在遇到困难时去祈祷。然后他开始了一系列的想象：世界各地的人们都为一个陌生人祈祷，这个人正在北卡罗来纳州杜克大学医学中心接受心脏治疗。这个家伙看上去 60 岁左右，是有关祈祷疗效的科学试验的一部分。医生们将检测祷告者的不同——分别由藏族僧侣、美国重生基督徒或者其他人进行祷告——能否影响这一位以及其他杜克医学中心的心脏病患者。足够坦率；结论仍不明确。

然后，吉伦接着告诉我们有 191 项研究都在关注远程治疗和祈祷疗效，有 2/3 的研究结果都吊人胃口。什么研究？在哪里进行？有多积极？吉伦都没有涉及。但是如果他在下一次节目中着重介绍的研究能够有所暗示，"吊人胃口"并不意味着"值得关注"。吉伦所说的远程治疗成为现实的主要理由，源自于密苏里州堪萨斯城的中美洲心脏研究所里进行的一项研究。这项研究跟踪调查了入住该中心重症监护室的 1000 名病人的预后情况。

研究人员将入住重症监护室的 1000 名病人分为两组，一组病人将在一年的时间里接受完全陌生的人或组织为之祷告，这些祷告者和组织并不明确附属于这家医疗中心。另一组病人则不接受祷告。当然这两组病人均得到了中美洲心脏研究所所能提供的最好的健康服务。并且病人们并不知晓自己正在接受祷告。这消除心理安慰对结果的影响。我们并不了解研究对象的选择过程——即哪些危重病人未能进入该项研究——但可以理解这是吉伦由于节目时间有限而作出的省略。在病人不知情的情况下将其列入"受祈祷"的一组也是不道德的，因为病人有权拒绝接受祷告——无论是全部还是部分违背自己的宗教信仰。这个问题也没有作出处理。

结果如何呢？1 年之后，接受祷告的一组病人 1 年内心脏病、卒中以及致命性并发症的发生率比另一组病人少 11%。即使这项研究并没有设计上的严重错误，但是在一项只有 1000 人参与的结果很不明确的健康研究中，11% 的差别难以激动人心。仅仅是偶然性就能产生这样的结果。事实上，关于这项研究随后的分析和发表的报道也是这么陈述的。可能有人认为，吉伦应该知道这项研究面临着难以突破的局限和指责。如果连这么明显的事都发现不了，他也不用做美国广播公司的科学编辑和康奈尔大学的博士了。然而，吉伦将11%这个数字重复了两遍，强调性地暗示了11%是一个很有意义的差别。或许，在191项研究中2/3得到吊人胃口的结果里，这项研究所显示的11%的差别是吉伦所能找到的最好结果。

我有一些疑问。像吉伦在前面提到的，如果90%的人都会在遇到困难时祈祷，那么被分到"未受祈祷"一组的一部分病人实际上也在接受祈祷，即使不是他们自己，也有亲属为之祷告。所以存在着一定数量的默默祈祷者。如果是这个道理的话，也就说明祷告数量太少是起不到作用的。未接受陌生人祷告的一组病人总体而言健康状况较差，对吗？或者，是需要多种祷告方式——比如说那种来自藏族僧侣的祷告。从逻辑上推断，能得到这样的结果：不同水平的祷告可能会在不同程度上影响你的健康。接受双倍祷告的病人可能拥有双倍的健康。

还有许多疑问，吉伦都剥夺了我们探讨其答案的权利。他直视那些参与该研究的医生们的眼睛："你们会将这个结果当做上帝存在的证据吗？这是最显而易见的问题。"失望啊！我觉得最明显的问题应该是：你凭什么认为这项研究得到的结果可以用偶然性之外的理由来解释？或者，诸如祈祷者的数目、类型、频率和持续时间，祈祷者与病人间的距离，或所涉及的宗教信仰，你认为它们会影响健康吗？再或者，你所提到的重生基督徒会怎么看藏族僧侣，向一个假的非基督上帝祈祷，谁会最终得到永生？

吉伦根本没有直接提出问题来质疑这项研究，而这本该是一个称职的记者应该做的。进行这项研究的科学家们——尽管我们知道他们可能是十分优秀的科学家——从未被放到一个正确的位置去抵御能量场的惊人发现，而这些发现尚无法为目前的物理学原理所能解释。再来看另一番场景，在医生们得出通过偶尔的祈祷，上帝会增强那些心脏病患者战胜疾病的信心，从而使他们比未受祈祷者健康这一结论后，我们就听到了这样的称赞"真是一个奇迹"。现在，吉伦在与一位来自加利福尼亚州的精神病专家交谈。(在加利福尼亚州，你总能为一些稀奇古怪的事找到专业上的支持。)但是这个奇迹所指的并不是堪萨斯城的心脏病研究,因为我们能在 1 分钟左右的时间内找到这份研究。这是一项关于艾滋病的研究,与心脏病研究类似。10 个艾滋病患者接受一位相隔几英里之外的传统医生的祈祷治疗,另外 10 个艾滋病患者不接受这种治疗。未接受祈祷治疗的一组有 4 位患者死亡,而另一组的 10 位患者均幸存。关于这项研究的设计细节和患者的身体情况我们一无所知。结果好与坏,跟吉伦都没有多大关系;他所支持的只是那个针对心脏病的研究所显示出的证据。

接着我们采访了印度阿育吠陀大师、畅销书作家乔普拉,他在过去的 15 年里一直推崇如下这样一个观点,即精神能治疗身体疾病并能逆转衰老过程。对乔普拉的采访持续了 2 分 45 秒,占据了整个采访时间的 27.5%,远长于其他受访者的时间。或许乔普拉值得拥有这样的时间分配,毕竟他的书《越活越年轻,越活越长寿:逆转衰老的十项措施》在美国广播公司节目播出的同一星期就出版发行了。

该如何理解乔普拉的观点呢?吉伦(记住,这是一位渊博的物理学家)问乔普拉(乔普拉这时被介绍为健康专家)。许多健康和科学界的科学家都对乔普拉的"科学"产生质疑(他获得了恶搞诺贝尔庸医奖),但是他的背景并未予以提供。乔普拉的回答十分肯定:"物理学家们马上就要告诉我们这样一个事实,即自然界之外存在着一个真实的空间,在那里我们即使互不接触也能够相互影响。"

是的,在宇宙中的确有一些力量是我们无法解释的,比如理论上的"第五元素"(似乎起到了对抗引力和加速宇宙膨胀的作用)。量子理论指出,在亚原子领域,存在着时隐时现的虚粒子。同样存在纠缠,爱因斯坦称之为远距离之外"幽灵般的"联系,当处于纠缠态时,两个粒子一旦接触便会相互影响,即便分开和相距几公里(或是几光年)之远。但是物理学家并没有暗示彼此相隔的人们之间能够起到治疗的作用。乔普拉,健康专家,都这么说了;吉伦,物理学家兼记者也并未质疑;所以听众们就认为这一说法是科学真理了。

接着,吉伦请乔普拉证明这种精神力量的存在。我们被带到了位于加利福尼亚州北部的意向行为研究所,"在这里,科学家们的日常工作就是检测一些超自然现象,"吉伦解释。吉伦又一次把科学怪事和未证明的假说当作日常事实向我们展示。意向行为研究所看起来像是在一栋难以形容的大楼里的第300房间。没有大学;顶多算是边缘科学。乔普拉将吉伦连到一个仪器上以测量神经活动,并告诉他要放松,然后就去了另外一个房间。乔普拉能够从一个监视器中观察吉伦,然后就开始运用他的精神力量使吉伦放松。这样进行了15分钟后,他们开始分析数据。计算机输出的数据显示吉伦的神经活动有起有伏,就像是神经冲动在身体里传导。我们看不到图表上的波动范围,但在静息状态时,神经活动曲线也会随着呼吸、吞咽、搔抓或是其他生理活动呈现周期性的变化。第二条曲线显示出乔普拉运用自己的精神力量使吉伦放松时出现了间歇,表明了当乔普拉用意志力使吉伦放松时,吉伦真的就放松下来。吉伦声称曲线出现了重叠。即便他们做到了这一点,也不能证明什么,因为我们并不了解这个神经仪器的作用。然而,让人感到悲哀的,如果电视观众将电视画面固定并将图表放大,就会发现曲线并不总是重叠的。乔普拉只是很幸运地捕捉到了吉伦神经活动周期中的几个低点。此外,整个实验只不过是用新式设备进行的哄骗行为。如果乔普拉真有能力在远处使吉伦放松,那他就没有必要从一个监视器中观察吉伦的状态。视频监视器只不过是使得实验看上去更具有科学性。

随后乔普拉又谈了一些,最后,在这个10分钟的节目进行到大约8分钟时,我们听到了一个质疑的声音。他是"怀疑论者波斯纳博士"。吉伦并没有提到波斯纳的学历和专业。波斯纳的讲话时间是45秒钟整,长于通常情况下分配给反对者的时间。波斯纳声称,对于任何一个观看这个节目的医学专家来说,以下应该是显而易见的:心脏病和艾滋病研究存在很大缺陷,远距离治疗研究通常是可鄙的。然而观众不会长时间地持有怀疑态度。我们将画面切回乔普拉,让他作下总结。

吉伦要求乔普拉针对波斯纳否定远距离治疗的观点进行积极的反驳。

这是在这个错误的报道中最错误的要求,根本无法解决严重的问题,比如说,父母是基督教团体中的正统基督教信奉者,他们在孩子生病后拒绝让孩子接受医学治疗,只是为孩子祈祷从而导致孩子死亡。一个以远距离治疗为基础的国家卫生系统将会严重破坏 21 世纪医学的伟大进步。

如果我能问一个问题,我会问关于量子治疗的问题,这是乔普拉在《不老的肉体,永恒的思想:量子逆转衰老》一书中提出的新概念。或许我们在堪萨斯城的那项心脏病研究中所看到的治疗就是量子祈祷的结果?现在支持我以下的观点吧。量子是原子内部能级改变时所需要的能量包。或许祈祷达到一定数量时才能对抗疾病,否则毫无用处。比如说需要 10 次祷告,或许 9.9999 次都不会起到什么作用。这就是为什么"未受祈祷"一组患者(只接受潜在的祷告者在家里为他们做少量的祈祷)会不如"受祈祷"一组患者健康。来自陌生人额外的祷告使得达到了激发治疗过程中所需要的能级。

言归正传,这就是电视健康新闻的现状。我很少能在网络广播的新闻中捕获到真正有关健康的信息。(事实上,我也捕捉到过。仅仅是因为我有一次碰巧倒录像带,才看到了美国广播公司的"20/20 市中心"节目。)这样的节目或许带有娱乐意味,但它却留给人们一个错误的希望。而错误的希望会导致错误的决定。大约一周之后,《纽约时报》登载了一篇有关一位截瘫艺术家的文章,这位艺术家只有眼睛和眉毛能动。他通过一个复杂的装置,用眼睛的运动命令助手推动轮椅,在巨大的油布上作画。这个故事涉及实际的问题、技术和希望,对于其他截瘫者是这样,事实上,对于觉得很难熬过一天的任何人都是这样。同时,立志消除科学文盲的吉伦,用一篇充满巫术和诡计意味的报道又一次束缚了我们的思想,而没能给我们以任何启迪。这只能给世界上的庸医们一个有利的推手来用一些谬论来愚弄大众。

《第一滴血之六》：
对听力的探索——枪及其后遗症

《第一滴血》的续集是一个关于勇气、忠诚和决心的故事……

柬埔寨磅湛省——拂晓

现在接近我们的英雄，他正在吃难以下咽的早餐。无情的炎热和潮湿笼罩了整个丛林，即便是在清晨。人们都处在惊慌之中；危险的气息正一步步逼近。

科德：我们必须开始行动了。乔帕克的军队离这儿不到1英里了。

兰博：什么？

科德(放大了嗓门)：我们必须开始行动了。

兰博：什么？

科德，在正常情况下是个很有耐心的人，猛地抓起兰博衬衣兜里的便签本，写下了要说的话。兰博看了下，点了点头。

兰博：对不起，我的耳朵被枪炮声震聋了。

兰博转过身去抓步枪，这是一个愚蠢的动作。他的肩膀脱臼了，这几年他的肩膀很容易脱臼，这是多年单手射击、肩膀常常保持错误姿势的结果。兰博摔倒在丛林地上，痛得缩成一团。科德知道该怎么帮他复位。他做手势示意另外两个人将兰博的身体向后按，然后他快速将兰博的上臂向后旋，复位成功。

科德(小声地咕哝)：我已经慢慢变老了，做不了这个了。

你怀念电影院里的《第一滴血之六》吗？兰博已经全聋了，正如你所想象的，这是在没有对耳朵进行防护的情况下使用所有的重型火炮后所带来的后果。每天暴露于110分贝的环境中只几分钟就可能造成永久的听力损伤。这个分贝数相当于你在音乐会上的体验。事实上，唐森德这个曾一度被认为是最激情的摇滚乐队 The Who 的主唱，由于多年举行音乐会几乎完全失聪。可怜的兰博情况更糟。丛林上空炮火的回响比音乐会的声音要大几千倍，足以在瞬间造成严重的永久性听力损伤——尤其是枪声就近在耳边的时候。

到底枪声有多响？在高速公路上开敞篷车或者乘坐地铁时的声音已经很大了。大概有 95—100 分贝。再大些，动力锯和喷砂机的声音更大，约有110 分贝，比地铁的声音大 10 倍。更大些。汽车鸣笛和凿岩机的分贝数大约在人类的阈值水平，有 120 分贝，比地铁声音大 100 倍。继续大些。空袭警报能使 5 英里之外的人从梦中惊醒；大约有 130 分贝，比地铁声音大 1000倍。再大下去。手枪和军用突击步枪开火时声音能达到 140 分贝，我们将之定义为痛阈，比地铁声音大 10 000 倍。再接着大些；兰博不是懦夫。导弹和大型突击步枪，也就是兰博喜欢的那种武器，在开火时能达 150 分贝。火箭炮突然爆炸时为 160 分贝。105 毫米口径的榴弹炮开火时达 190 分贝。

表 2:各种声响级别。说什么? 枪炮声至少比空调的噪声大 10 亿倍，
能造成瞬间的不可逆的听力损伤。

噪声的分贝数	例子	注释
0	听阈,用一只手轻拍的声音	只是刚能听得见
10	呼吸声,平克·弗洛伊德①乐队唱片开始的声音	
20	耳语声,叶子的沙沙声	
30	宁静乡村的声音,鸟叫声	
40	图书馆内的声音,鸟嬉闹声	安静
50	在家里的谈话声(没有孩子)	

① 英国摇滚乐队,他们最初以迷幻与太空摇滚音乐赢得知名度,而后逐渐发展为前
　卫摇滚音乐。——译者

（续表）

噪声的分贝数	例子	注释
60	在家里的谈话声(有孩子),旅馆内的声音,空调发出的声音,电视声,办公室里的声音	扰乱
70	真空吸尘器发出的声音,嘈杂旅馆内的声音,拨电话声,平克·弗洛伊德唱片中间部分的声音	
80	垃圾处理的声音,典型工厂内的声音,驶过的货车声,吹风机声,闹钟声,在汽车里听到的城市交通的声音	仍比枪炮声安静一百万倍
90	繁华街角的声音, 内燃机车声, 搅拌器声,150米外火车的鸣笛音,驶来的地铁声	连续 8 小时后发生听力损伤
100	割草机声,风箱声,摩托车声,拖拉机声,乘坐地铁时听到的声音,乘敞篷汽车时听到的声音	8 小时后造成严重的听力损伤
110	钢铁厂内的噪声,动力锯声,汽车鸣笛声,摇滚音乐会发出的噪声,喷砂机声,爆竹声,头戴耳机(正好将声音集中到外耳道)	相对于枪声来说仍是耳语
120	人类最大声的吼叫,雷声,链锯声,凿岩机声,"摇滚万万岁"音乐会发出的噪声	人类痛阈;工人每天只被允许在 115 分贝环境中待 15 分钟
130	100 米外喷气式飞机起飞声	
140	航空母舰甲板上的噪声,空袭汽笛声,手枪枪声,军用突击步枪声	瞬间听力丧失
150	喷气式飞机起飞声,导弹爆炸声,大型突击步枪声	鼓膜破裂,兰博的程度
160	火箭炮炮声	会是什么?
170	10 枚火箭炮炮声	会是什么?
180	火箭发射台上的噪声	会是什么?
190	105 毫米口径的榴弹炮炮声	会是什么?

美国法律规定,工人每天暴露于 115 分贝环境中不得超过 15 分钟。超过 140 分贝能造成瞬间、不可逆的听力损伤。听力损伤的严重程度与暴露时间长短成正比。来自于印第安纳州鲍尔州立大学的一项研究结果就很具有代表性:未进行任何听力保护的长期狩猎者,大多数人听力都比一般人群差。听力损伤的发生也不是毫无征兆的。枪声引起的听力损伤常常伴有

耳鸣,或者耳畔的嗡响、回音。每年猎杀几头驯鹿,开枪时声音有 140 分贝就可以导致上述这些症状。现在想想可怜的兰博,经常要处于 150—190 分贝接连不断的枪炮声中,这种声音要比单一的猎枪声大 10 到 100 000 倍。

美国军方直到 20 世纪 60 年代末才规定要进行听力防护。与那些参加"二战"和朝鲜战争的退伍军人交谈时,你会发现他们之中许多人靠近枪的那只耳朵都部分或者完全失聪了。这种听力损伤不只是衰老所能导致。直到 20 世纪 70 年代,猎人和射手们才懂得进行听力保护。猎人们,尤其是那些年长者,认为自己只是在狩猎季节中开那么几枪,没有必要保护听力。似乎有那么一点道理,但只是几枪就足够导致听力损伤。室内射击场的听力保护尤为重要,因为在那里会有很多人同时射击,而且会产生回音。所幸的是,射击场的经营者们对听力防护的要求通常比较严格。在美国农村和加拿大,那些让每个人都忧心忡忡的枪支所有者被称为"垃圾射手"。这些家伙们工作之余或者周末都会在自家后院射上几枪,比如打掉树墩上的罐子,等等。他们几乎不戴护耳用具。这样才能体现男子汉气概。这就是为什么像《第一滴血》这样的影片会存在使观众困扰之处。不只是好莱坞影片,许多影片呈现的都是关于枪噪声的假象。

真的是这么个问题吗? 对于约 5000 万拥有枪支的美国人来说,是的。从未有人在大范围内对枪支拥有者的听力损伤率进行过研究调查。现有的研究只是局限于调查猎人、警察、士兵和那些经常光顾射击场的人。这些个体的行为都易于监控。据耳科医生的报道,近乎失聪的垃圾射手越来越多,这一说法只有传闻上的证据,耳科医生还发现这些射手根本不知道自己听力减退和慢性耳鸣的原因。如果枪支使用者不经常光顾射击场,就很少有机会对他们进行噪声危害的宣教。后院的垃圾射手们可能是负责任的枪支所有者;他们完全不知道自己的行为正在对听力造成多么大的伤害。不像兰博(他在一部电影之后本就应该成为聋子),这些后院枪手将年复一年暴露于恒定的 140 分贝噪声之下,逐渐丧失他们的听力。

射击场还会为顾客提供眼睛保护装备,以免受用过的弹壳和火药粉尘带来的伤害。知道射击会对眼睛造成伤害的人就更少了。

兰博那种开枪姿势也的确为他带来了一点意外的好运。他的射击姿势从来没标准过，他把枪举到肩膀的高度来抵制反冲力。这种姿势使得枪离开他耳朵有一定距离，并能减少一些分贝数。当然，身体是不可能承受住他那种射击方式的。兰博用他无力的臂膀持枪作战，他所使用的是 M16 型号的步枪——这是一种自动化武器，常常安装在轮船和飞机的一侧。作用，反作用：你可能见过一些家伙在办公室里玩闹，他们将灭火器放在膝盖上，向前启动灭火器，反冲力将把他们推倒在椅子上。然而，M16 产生的反冲力足以使兰博的肩膀脱臼。

即便是小手枪也会产生反冲力。在现实生活中你很少能看到警察单手开枪。(事实上，你根本很少能看到警察开枪；大多数警察终其职业生涯都没用过枪。)无支撑点的射击很容易造成腕关节扭伤甚至腕骨撕裂，损伤程度与反冲力大小和手腕旋转的角度有关。那些试图扮酷，模仿好莱坞影星的毒贩们的一个常见损伤是拇指骨折，这是他们用半自动手枪开枪时姿势不对所导致的。不管你多么强壮，用半自动武器单手开枪时都会把你旋倒，射出 360 度的枪林弹雨。枪越重，其反冲力越容易使肩膀脱臼。事实上，战士们不规范地使用突击步枪时肩膀偶尔都会脱臼。

照这样分析，在飞驰的汽车中将一只手伸出车窗外射击，要准确击中目标几乎是不可能的。你连靶子的边都打不到。反冲力会把枪推到天上去。兰博通过扫射整个丛林来回避精度的要求。在每部电影里，他都能很容易地用掉几万发子弹。你从哪里得到这一印象的？躲避进攻，电影就是在这一段讲到的。好莱坞电影神奇之处的另一个表现是从来不跳弹。电影里的银行大盗闯入第一国家银行并向天花板扫射。弹壳都去哪了？墙壁不是肉体，子弹射入其中可没那么容易。射上去的子弹很有可能都会反弹下来。子弹射到天花板上很容易又弹回到大理石柜台上，然后满屋子都会是跳飞的子弹。当银行大盗开枪并大叫"抢劫！"时实际上是很危险的。他很有可能击中自己或是银行里的客户。

对于射击来说,遮天蔽日的丛林是个危险的地方。射出的子弹切线角不同,甚至是微小的树叶和水面都能改变子弹飞行的方向。由于许多子弹飞来飞去,兰博很有可能会击中自己的战友,说不定还不止一个战友。噪声给兰博造成严重的听力损伤,他软弱无力的手臂,战友们严重的不负责任以至叛变,当好莱坞决定不再续拍《第一滴血》时,史泰龙应该松一口气了。

打昏：
想象的暴力，真实的问题

我叫邦德，我觉得也有点像邦德。你必须得宽恕我。我多次被打得不省人事，以至于患上了长期的记忆力丧失。这当然不是最酷的邦德的作风，所以你也不可能听到上面的话。"对不起，亲爱的，我是想把鞋上的呕吐物擦干净。"被打昏是件很糟糕的事情。只昏过一次还不是特别糟糕。然而每一次对头部的连续打击都会增加永久性失忆，大脑损伤，甚至视力、听力、嗅觉障碍或者肢体灵巧性丧失的风险。脑震荡病史会导致发音含糊、学习无能、平衡障碍、情绪失稳。究竟拳王阿里的帕金森病是否源于多年来头部所受的重击，这没人能确定。然而，拳击手患神经系统疾病的概率要比正常人群高很多。别指望大脑受击打后简单地休养一下就没事了，脑组织损伤会一直存在。

脑震荡是头部在受击打后发生的脑组织挫伤以及脑神经功能瘫痪。击打头部差不多总会造成功能紊乱和短时记忆丧失（轻微脑震荡），但意识丧失（经典脑震荡）不是每次都会发生。每受一次击打，永久性脑损伤的风险就会增加一分，不管是什么形式的击打，特别是当几次重击相隔时间很短时，风险更大。不管相隔时间有多长，第一次受重击后，再次被击打时脑震荡的发生风险要高 4 倍。即便是最轻微的脑震荡也会让你产生流感样症状：眩晕、疲劳。这些症状要持续一周时间。更严重的脑震荡（无论有没有昏迷）可能会造成长达 6 个月的烦躁、睡眠不安。这肯定会对"007"的性生活造成极大的影响。

曾有几名高中生在头部受击打后立即去踢球，结果死在了足球场上。这个悲剧被媒体披露后最终引起了学校的重视。据疾病控制与预防中心估计,在高中的运动场上每年约有 20 万起脑震荡事件发生。不同州制定的各种指南中都将脑震荡的临床特征分为几个等级,最低一级病情最轻(没有记忆缺失或是意识丧失),最高一级病情最重(意识丧失)。一级脑震荡要求运动员至少 20 分钟不能运动,等待病情的进一步评估。二级脑震荡意味着运动员一周之内不能参加任何运动和训练。再高一级的脑震荡,运动员至少一个月并且经常一年都不能上场。如果被打昏两次,则不宜再继续运动生涯。足球运动员千篇一律被认为是很愚钝的;但其实不是这样的,不过,他们容易陷入轻微脑震荡的状态并没有得到改善。

戴上头盔作为防御是一种办法。在好莱坞电影中,酒吧里进行的打斗场景惨烈得多。把酒瓶或是椅子朝对方的头部打去,其严重程度相当于谋杀。这不是玩笑也不是游戏。你可能很清楚这一点,但是对于酒吧里那些醉酒的蠢人来说就不那么明白了,他们会因为有人穿错了职业运动衫而使用暴力。首先,酒瓶和椅子不是那么容易就碎掉的,要碎经常也是颅骨先碎。第二,酒瓶和椅子真的碎了的话是很锐利的,所以颅骨、脸颊、胳膊、手都可能被削破。第三,脑是重要的器官,大量的血液流入大脑以保证其供氧、供能。颅骨要是被打破,一定会鲜血飞溅的。

典型脑震荡的后果常常比轻微脑震荡严重。功能紊乱和方位迷失的症状会持续更久。恶心呕吐一般是不可避免的。击打部位不同,受害者会相应地出现味觉和嗅觉的丧失。事实上,脑损伤是产生味觉、嗅觉障碍的一个主要原因。如果病人没能在 1 分钟内恢复意识,可能会陷入数天、数周甚至数月的昏迷,然后才能重获完整的意识。无意识的状态持续超过一天就可能导致智力下降,并出现情绪或心理问题。由于重击而产生的血凝块,如果没能及时发现并予以清除的话,会导致卒中。任何人在昏迷后都会出现严重头昏眼花的症状,无论昏迷时间长短,大脑的混乱状态都使得一个人无法去击退对手,制定出逃跑的计划,或者是跟流氓打架。

显然,拳击手是头部最易受损伤的人群。击打头部导致或引发帕金森病这一假设尚未明晰。拳王阿里患帕金森病的事实可能只是一个巧合。据国家帕金森病基金会估计,遭受头部重击的人群中发生帕金森病的比例不到 1%。拳击手不可避免地会遭受痴呆拳击(醉汉似的猛击)并患上慢性脑病(慢性脑组织损伤)。磁共振显示,大多数拳击手都有某种程度的脑组织损伤。各种研究也显示,15%—40%的拳击手出现明显的脑组织损伤症状:讲话含糊,运动迟缓,糊涂混乱,偶尔眩晕,情绪失稳,严重的喜怒无常。戴姆西和刘易斯这两位明星拳王都有明显的脑损伤症状。多年来,在那些不讲道德的老板手下,数不清的陪练和三流拳击手都遭受着相似的命运。即便是泰森也有脑损伤的典型症状,他可是常常把对手打昏的厉害角色。对拳击手的研究显示,脑损伤与职业拳击生涯长短和比赛次数之间有着明确的关系。引起的脑损伤分为 4 类,其症状与多发性硬化、阿尔茨海默病、帕金森病、脑梅毒症状相似。

这就难办了。你是不可能从电影中体会到这种危险的。无论多么激烈的打斗场景,都能让人感到些许滑稽,至少是带有娱乐意味。即便是再弱小劣势的一方都能偷偷地走到强大的暴徒身后,用啤酒瓶将其打昏。打斗结束之后,被打的人只是轻微擦伤,并没有流血,他们慢慢地醒过来,晃了晃脑袋(你可以再配上点音效),继续一天的生活。没有头晕目眩,没有恶心呕吐,没有一整天的昏沉,不需要缝合伤口,也不需要迅速进行医疗急救,今后几年也不会出现突然的头晕发作。在电影的世界里,都是如此,你很难找到例外。由伊斯特伍德和布里吉斯主演的影片《霹雳炮与飞毛腿》(1974 年)就是一个例外。飞毛腿(布里吉斯)在一次打斗中头部受了重击,并在一星期左右后死于一种未知的神经功能障碍。作一下经验性的猜测,可能是一个或多个血凝块形成了一处或多处的轻度卒中病灶,或者对脑部的精细结构造成了过度的压迫。布里吉斯由于出演了此角色而获得奥斯卡提名,但是输给了德尼罗,一个能挥拳相向并能坦然面对打击的人……好莱坞的风格。

心痛：
好莱坞风格

　　好莱坞影片的心脏病发作场景中，糟糕的表演与糟糕的医学碰面了。实际上，美国心脏病研究所和美国国立卫生研究院所属的心、肺、血液病研究所的科学家们在进行一场有关宣教的战役，旨在抹去人们对于心脏病发作场景的错误想象：一个肥胖的中年家伙突然捂住胸口然后晕倒了。首先，瘦削并且看上去是属健康、不抽烟、健壮类型的人也会心脏病发作。其次，以胸部突发锐痛为心脏病首发症状者只占少数。瞬间死亡者更是罕见。然而，这些强加给心脏病的老俗套——胖子、胸痛、突然晕厥、死亡——只是迷惑了患者及其家属，或是旁观者，使他们不能正确地识别心脏病并拨打急救电话以寻求医疗帮助。

　　在美国每年新增的一百万心脏病患者中，超过半数因为没有及时寻求医疗帮助而导致生命垂危。时间就是生命。如果出现症状后立即用药，许多治疗方案都可以使死亡率下降 25%。最近发表在《美国心脏杂志》上的一项研究结果显示，心脏病患者就医延迟的平均时间在 2 小时，1/4 患者就医延迟超过 5 小时。只有少得可怜的 20% 的患者发病时呼叫救护车，这些人都知道自己是犯了心脏病。公布在美国心脏病学会主办的杂志《循环》上的一项调查显示：大约 10% 的心脏病患者在出现不适症状后自己开车去医院，全然没有意识到自己得了心脏病。这些人必须拥有一个 Blockbuster 视频卡。

　　美国心脏病学会公布，心脏病的主要症状为以下各种情况的组合：胸部不适的紧缩感；难以解释的出汗、恶心、呼吸短促、眩晕，或者昏厥；肩部、手臂或者颈部、下腭的放射痛；饱胀感；手臂麻木；胸部正中持续数分钟的警示痛。其他症状包括面色苍白、虚弱无力、胃及腹部疼痛。的确，正是胃难受的症状才使得一部分人觉得自己只是消化不良或者烧心,而不是心脏病发作。但我还是不知道什么口味的披萨饼会造成呼吸短促和手臂麻木呢。

症状因人而异。糖尿病病人患心脏病可能只有眩晕和出汗的症状,这是因为他们心脏周围的神经痛觉迟钝。心绞痛和慢性胸痛的病人需要多次服硝酸甘油来缓解疼痛。由于心绞痛病人常常出现胸痛,所以他们心脏病发作时的主要症状除了胸痛之外还会有眩晕、出汗、恶心或是呼吸短促。女性在心脏病发作时几乎不会有胸部锐痛感。对于女性来说——她们延迟入院的时间比男性要长,而且常常错误地认为自己得乳腺癌的概率要大于心血管疾病——症状可以是除了胸部锐痛外的任何表现。

好莱坞电影中一个近乎完美的心脏病发作场景是在《教父》中由白兰度演绎的。在这个多半是即兴表演的场景中,表演者晕头转向、有气无力、呼吸短促,最终倒在了自家花园里。在这个例子中,他自有一套方法演绎这种场景。

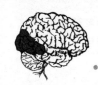
后记

展望明天:糟糕的医学即将来临

医疗情况在逐渐好转,对吧?也许在短期内不会。在这千年之交——在人们认为盖茨还不能建立一个能够识别 1900 年与 2000 年差异的操作系统并将触发世界末日到来的时候——美国疾病控制与预防中心发布了 20 世纪十大公共卫生成就一览表。在 21 世纪之初,这些成就大部分都受到了攻击。

这些成就是(不按排名顺序):接种疫苗、更安全更健康的食品、饮用水的氟化和氯化、更安全的工作场所、传染性疾病的控制、机动车辆安全、心血管疾病的减少、计划生育、母婴健康以及意识到烟草危害健康。你可能已经猜到了一些问题。知足孕育着无知。接种疫苗正在受到一批人的诋毁——从受到最好教育的人和"纯自然主义"者到阴谋分子,他们都认为政府在毒害他们。这些人根本不知道在疫苗出现之前生活是什么样子的,那时儿童疾病彻底摧毁了许多家庭。

食品安全取得了很大进步,而在 100 年以前,多数牛奶被污染或掺水;多数黄油不是黄油(我将详细说明);大部分肉类是用致癌性的硝酸盐来保存的;罐头食品容易使人发生肉毒杆菌中毒;城市的贫民窟有"二手"肉店;大城市新鲜蔬菜贫乏。制冷设备和快捷的运输方式解决了大多数问题,同时食品安全法在老罗斯福任职期间颁布。今天我们很自大,依靠着制冷设备和空中运输建立起位于市中心的食品加工中心,从而导致当地食品生产的快速消亡。在老罗斯福任职的 100 年后,又一次有很多肉类食品被有害细菌污染——这对于免疫系统薄弱的人是致命性的。因此要召回一些肉和蔬菜,大规模的召回事件几乎每个月都会发生。由于大多数食品会经过大型屠宰场或配发中心,因此这些地方成为全国散发性存在的食物传播性疾病的孕育场所。

氯和氟可能有致癌作用的担心促使市政当局在饮用水的供应中降低或消除这些物质的含量。水的氟化曾一度被认为是当局用来进行精神控制的阴谋,但现在美国已几乎消除了蛀牙,自从 1945 年引进水的氟化技术以来(过程很缓慢),儿童蛀牙下降了几近 80%。氟有提高生活质量的益处,还可以预防口腔疾病及其随后发展成的口腔肿瘤,这就使得其致膀胱癌的风险微不足道了。同样,如果没有氯化水,细菌每年可导致成千上万甚至上百万人死亡。

现在美国的工作场所比以前安全多了,但是非工会蓝领工人的数目随着工会人数的减少而增加,他们一直处在工作场所的危险之中。走过任何一家小的工地,工地上有所谓的日工在工作——大多是非法移民或暂住人口,他们想赚合法的钱财——你会发现风镐工人很少戴护耳用具。通常你也找不到通风设备、防护衣,甚至安全帽。移民,在美国肉类加工厂工作的非工会工人,得到的都是最低工资,他们面临着任人宰割的威胁。美国企业应对较严格的劳动法有两种措施:雇佣非工会工人,他们贫穷、绝望、受教育程度低,因而不了解他们应有的权利;或者把公司转移到发展中国家,在那些国家中根本不存在工人安全法。同样,如果美国继续燃烧更多的煤和核燃料,将会由于煤矿和铀矿的开采(这是两个最危险的工作)而导致不可避免的死亡和疾病。

由于人们存在车越大越安全这种愚蠢认识,机动车辆安全问题越来越突出。美国出售的 50%的车属于轻型卡车:皮卡、货车和运动型多功能车。对于开体积小、省油车的人来说,大型车是致命车。大型车不好控制,并且比小型车的冲量大。我们似乎进入了交通运输军备竞赛,只要你有一辆比

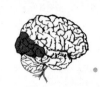

别人大的汽车,安全似乎就会有保障。公路在过去几年中也变得日益危险,因为大城市里交通拥挤程度增加了一倍甚至两倍。对于速度的需求——在汽车广告中巧妙地描述并从昔日往事中唤起——以及交通阻塞已经导致恶意驾驶和路怒症的流行,再加上司机开车时有时会用手机,公路安全在其好转之前变得更加糟糕。

在过去 20 年,心血管疾病的发生率已经下降,但是很多专家担心,受肥胖婴儿潮的影响,10 年之后疾病发生率又会上升。现在的中年人远不如他们的父母在 20—30 年前时健康。不稳定的医疗体系带来的影响是巨大的。每个人都知道吸烟是有害健康的,但仍有 20%—25% 的人吸烟,而肺癌在所有癌症中几乎是最致命的。吸烟引起的相关疾病对发展中国家影响最大,因为烟草业在美国受到适当压制,他们为了寻求利益就转而在发展中国家发展。传染性疾病将会开始攀升,因为诸如结核病等细菌性疾病已经对抗菌药物产生耐药性,这是抗生素滥用的结果。洲际旅行将原来只在发展中国家发生的疾病带到了美国沿岸地区。全球变暖很可能导致北美蚊子传播性疾病的增加, 例如发生在西尼罗的登革热和最南部地区的疟疾,这些疾病曾在巴拿马运河建设期间导致很多人死亡。

自 1900 年以来,婴儿和产妇的死亡率分别下降了 90% 和 99%,这是一个巨大的进步。而在所有工业化国家之中美国的这项指标仍是最低的。吸毒成瘾的母亲仍然是婴儿死亡和患病的主要因素,尽管自 20 世纪 80 年代可卡因流行以来,情况稍有好转。计划生育总是处于危险状态。有效避孕服务的获得极大地提高了全世界妇女的健康和社会地位。2001 年,布什政府恢复了里根禁令,停止了对国际计划生育组织的援助,禁止各州向穷人提供计划生育服务,建议取消联邦雇员的强制性避孕计划,推进唯禁欲运动。

我们小心翼翼地步入了一个健康的未来。几年后美国人的预期寿命将会下降,这是由于肥胖儿童越来越多和对无用的替代疗法的依赖。医学奇迹不会很快来临。在不久的将来,预防医学(饮食和运动)、生物成像的进步以及疾病的早期检测三个方面的联合,会使得癌症和其他疾病的治疗更为成功,因此期望寿命将会延长。

　　遗传学和干细胞研究为我们提供了美好的前景,但是我们距离医学奇迹的出现还有几十年的时间。恐惧是我们最大的障碍。人们混淆了基因治疗和克隆,其实这两者之间没有任何关系。(下文将更多讨论此问题。)干细胞取自受精卵(通常在它发育为胚胎之前),可以发育成为许多人类细胞:神经细胞、血细胞、皮肤细胞等等。这里的窍门在于诱导干细胞转变成一种特定类型的细胞。我们很快就会知道怎样做到这一点。希望我们可以用少量的干细胞修复瘫痪患者的脊髓,它们可以长成新的神经细胞并且使人恢复运动。或者我们可以通过提供能够复制和替代坏死肌肉和神经细胞的新型细胞,使帕金森病、阿尔茨海默病、肌萎缩侧索硬化症和多发性硬化症患者重获新生。然而很多人认为,受精卵就是一个生命,因此不能被用作实验和治疗。在美国,布什政府同意这种看法,基本上停止了对干细胞研究的资助。除非欧洲和亚洲能够推进这项很有前景的新研究领域,这个领域才能拖上 4 年甚至更长的时间。这对成千上万患有可怕疾病的人来说是一个沉痛的打击——渺茫的希望刚一出现,又立马消失了。

　　克隆并不是大多数人想象的那样。克隆人与原来的人并不是用完全相同的方式来思考、看待事物和行动。克隆人只是拥有相同的 DNA,他们只是在受孕之时与原来的人相同。受孕之后,克隆人便开始了不同的征途——在子宫中受不同化学物质和营养物质的影响,出生之后又受不同生活阅历的影响。同卵双胞胎就是克隆人。出生时把他们分开,40 年之后他们可能长得很不一样。出生后让他们一起长大,尽管他们的父母希望他们穿着相像,但是他们思维和行动的方式可能极为不同。电影《纳粹大谋杀》里的假设,尽管很可怕而又有某种程度上的科学准确性,但其终究不会成为现实。我们不能克隆希特勒。纠正一下:我们也许能够从他留下的任何东西来克隆他,但这个人只是希特勒的双胞胎兄弟,他永远不会有比你我更多的机会去成为一个邪恶的幕后操纵者。希特勒的疯狂不是出自于基因的缘故;而是化学物质、营养物质、认识的人、完全陌生的人、微小的生活事件和战后

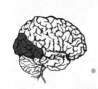
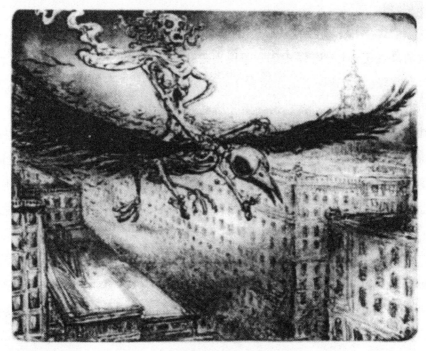

就在 100 年前，流行病袭击了一座毫无防备的城市，几星期之内就导致数千人死亡。那些想放弃接种疫苗、氯化水和其他公共卫生成就的人，根本不知道当时美国的生活有多么悲惨……现在半个世界的生活仍这么悲惨。

插图由维伯尔绘制，承蒙美国国家医学图书馆提供。

德国恶劣的社会经济环境等诸多因素作用下独特的产物。这种情况可能永远不会再现。

因此，有些人因为得到宗教的指令，要他们通过克隆来获得永生，他们便要求克隆必须在美国合法化，这些人是疯子，是骗子，或者两者都是。现在人类克隆应该被明令禁止。我们克隆羊和猪的技术依旧不完美。这些生物很多在成年之前就死了，我们并不完全了解动物幸存者的生活有多正常。我们绝不会让一个人类的婴儿经受这种试验。因此，差不多世界上每一个拥有克隆人技术的政府都已经禁止了人类克隆。剩下的钟情于克隆的人就是刚才提到的那些白痴，他们声称克隆是他们宗教（几年前出现的古老宗教)的一部分。我们只能希望他们的愚蠢行径不会成功,但这并没能阻止那些人。

基因治疗不是克隆。相反,基因治疗和人类基因组计划携手合作,进而完成整个人类基因组的绘图和测序——在 46 条染色体上约有 5 万个基因分布,它们在 DNA 分子上缠绕。这些基因影响着我们如何去看待事物,影响着我们对疾病和药物产生怎样的反应。基因以蛋白质的形式发号施令,进而影响细胞的生理活动。

医生希望能够通过基因治疗代替异常基因,进而治愈遗传性疾病。这就相当于把微观分子植入亿万个细胞中,这不是一项简单的工作。1990 年,美国南加州大学的安德森博士进行了第一次基因实验。从那以来,医生们在微型移植方面并没有取得很大成功。没有人接受过基因治疗,然而在 1999 年,一个患有可控性遗传病的 18 岁病人志愿接受了这项治疗,并在此次实验中死去。这次实验使用了一个减毒感冒病毒(称为腺病毒),它携带有"替代"基因。感冒病毒侵入机体,最后会像以往一样被体内自身的天然防御系统杀死。但在感冒病毒死亡之前,它会把健康的基因导入靶细胞。不幸的是,感冒病毒恶化,从而导致了这名志愿者的死亡。这一悲惨事件使人们一度对基因疗法实验感到沮丧。

基因疗法用于治疗阿尔茨海默病甚至心脏病(美国首要死因),还需要几年的时间,但是正如大部分专家所说,这是不可避免的趋势。唯一阻挡其前进脚步的是一些毫无根据的担忧,认为基因疗法无异于弗兰肯斯坦创造的怪物。事实并非如此。医生只是用正常的基因替换有缺陷的基因,从而使机体自行治愈瘫痪性疾病。

同时,在美国,甚至在全世界,对于最年轻的和最贫穷的人来说,什么都不会改变。儿童的主要死因仍将会是枪支暴力和意外伤害。似乎没有人在这方面取得任何进展。穷人仍然只能获得有限的医疗保健,因此他们若患有癌症、心脏病、感染、糖尿病等,其症状不会在早期被发现,继而导致过早死亡。90%以上的实时、早期监测和治疗能够治愈疾病——甚至许多肿

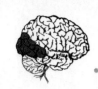

瘤。现在有许多可以使大多数人健康地活到老年的治疗方法,但是出于某些社会和经济的原因,我们并没有很好地利用它们。从这方面来讲,糟糕的医学也许能在 21 世纪经受住考验。

我们经常嘲笑生活在 500 年前或 1000 年前的人们的保健方法。我经常会想:在 2500 年的时候,那些未来的科学家们会怎样笑话我们呢?化疗肯定会被认为是 20 世纪和 21 世纪的"放血疗法"。我们治疗癌症的方法——因为没有别的更好的方法——就是毒死癌细胞,同时也毒害了整个机体并希望机体能够存活下来。这就是铁证:我们不知道自己究竟在做什么。当然,我们了解细胞、DNA、蛋白质和化学信使。但是我们却不知道如何调节它们。我们在很多方面像穴居人一样无助。我们希望未来的医生知道如何有效地分离和移除癌细胞,或者在最初就阻止它们生长。免疫学在它保证成功治愈细菌和病毒感染这一不断完善的过程中也可能受到质疑。

我认为,在未来历史学家心目中,他们会将 20 世纪与 15 世纪到 19 世纪那个既开化又充满骗术的时代混为一体。史前、古代中国与埃及,古希腊与罗马,长期的"黑暗时代"与自 1500 年开始持续至今长达 500 年的复兴,人们会把它们区分清楚。在今后几个世纪,历史学家们会说:从笛卡儿到鲍林、沃森和克里克,他们是走在正确的道路上——正像我们今天看希波克拉底和亚里士多德一样。历史学家也会得意地笑,并向他们的学生讲述一些令其惊奇的故事:一个 20 世纪的美国参议员是怎样在法律监管下通过了顺势疗法保护法,或者在当时地球上最重要的医疗机构——美国国立卫生研究院,有一个提倡顺势疗法的院长。历史学家会仔细研究媒体剪报和 20 世纪流行文化的残余,进而了解有钱的美国人是怎样花成千上万美元去学习如何通过古印度和亚洲的做法改善生活质量,而这些做法早在很早以前就被遗弃了。历史学家会研究健康狂热周期,例如从 17 世纪直到 20 世纪及以后的顺势疗法、磁石法和宝石疗法。总之,我们会被当做是一群迷信的人,这群人把恐怖的灾难,诸如艾滋病甚至恐怖主义,归因于上帝对同性恋者的惩罚,就像今天颇具影响力的福尔韦尔就是这样认为的;或者这群人把普通的疾病归因于想象的力量、性格类型或者占星术,这种观点是由今天受欢迎的阿育吠陀老师、法轮功和外气功信徒所鼓吹的。

500年后敏锐的历史学家将会发现,从医疗进步角度来讲,15世纪和20世纪之间没有多大区别,也许今天看起来区别很大。我们继续生活在一个既有好的医学又有糟糕的医学的时代,就像我们的祖先当年一样。21世纪开创了一个崭新的时代。我们有足够的信心来迎接它吗?

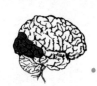

附录

更多的关于糟糕的医学

最后再来看一组讨厌的医学误解,不然糟糕的医学就不算完整——向珀林道歉——弊病仍然存留。

表 3:很有必要提出

误解	事实
胃感冒了	并没有胃感冒这一说。感冒其实是由攻击呼吸系统的病毒引起的。细菌可能会使胃染病。
我们的梦里只有黑色和白色	闭上眼睛。如果你能想象到颜色,你就会梦到颜色。问一下多萝西她的绿野仙踪之旅吧。
梦蕴含深刻含义	也许吧,但没有人知道梦到底意味着什么。大致而言,你的大脑通过梦来存储前一天的记忆,并为第二天做准备。解梦人认为"马代表力量,海鸥代表希望",这是十分愚蠢的。
油腻的食物会导致痤疮	令人惊异的是,你吃多少垃圾食品与痤疮之间一点关系都没有。严重的营养不良会长斑,但这时你同时也会得佝偻病。
铝中毒会导致患阿尔茨海默病	不是的。这个理论已被证明是错误的。经常接触铝的人(金属工人、必须每日服用含铝的抗酸药物的人)患阿尔茨海默病的风险并不比正常人高。一些阿尔茨海默病患者的脑中有铝沉淀;然而大多数人没有。阿尔茨海默病的病因至今未知。
抽脂术是健康和安全的	抽脂术只是一个美容程序,它比大多数为期一天的外科手术更危险。恢复过程也很痛苦。被抽掉的脂肪是皮下无害的物质,而不是覆盖在器官表面、黏附于动脉的有害脂肪。抽取的只是很少量的脂肪;这不是减肥的方法。

（续表）

误解	事实
一天一片阿司匹林,医生远离您	阿司匹林被证实具有预防高危人群的心脏病和缺血性卒中的作用。但阿司匹林同样有严重的副作用。如果你很健康,甚至你有中度患心脏病的风险,也不能每日像吃维生素片一样吃阿司匹林。与你的医生交流一下,看看每日服用阿司匹林是否会带给你更多的危害。
我的肾要破裂了	当你想排尿的时候,这是你的膀胱在膨胀,并向大脑发送信号。不会有尿液在肾里积聚。
医生是高明的	也许真正的医生是高明的。替代疗法的世界里满是不合格的医生,他们头衔中都有"博士"这个词。他们的学位不是从文凭工厂里通过邮购获得的,就是从一些未被认可的学院(这些学院通常不在美国)获得的。你应该对以下博士打个问号:自然疗法博士(N.D.)、自然疗法医学博士(N.M.D.)、自然健康博士(N.H.D)、草药医学博士(MDE)、美国自然疗法学院研究员(FACN),以及自然健康博士或者营养学博士(这两者很不幸都简称为博士)。
科学家正在寻找治愈癌症的方法	癌症不是一种疾病;它是几百种不同类型的疾病,是由许多致病因子(细菌、病毒、污染物、电离辐射)导致的,这些致病因子攻击身体的每一个部位。永远不会有一种治愈方法。没有人会因为治愈了"癌症"而获诺贝尔奖。
肾是从活人中盗取,并被拿到黑市上出售	不是的。这纯粹是都市传说。从来没有人在被绑架和切了一个肾之后,在一个净是冰的浴缸里痛苦地醒来。
有人被附着在汽油泵把手上的含有HIV病毒的针扎了,此病毒可导致艾滋病	不是的。这是又一个都市传说。首先,病毒一旦接触汽油泵把手,最多活不过几分钟。
活体解剖是残酷的,可用其他试验替代动物试验	很不幸,没有几个替代试验。每一项医疗奇迹的出现(青霉素、麻醉、心脏直视手术)都是首先在动物身上做试验的。你会接受没有经过动物试验的激光眼部手术或器官移植吗?我们可以减少动物试验中动物的数量,并用非动物的方法检测化妆品。但是,如果想找到治愈儿童期疾病或其他严重疾病的方法时,比如说艾滋病,没有动物是不行的。

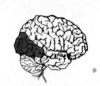

推荐读物

　　下列目录列出的包括书籍、期刊和网址,可以使读者对本书中所涉及的各种各样的人体健康和解剖学主题进行更深入的探索。

书籍与期刊

　　古尔德(Stephen Jay Gould)和基特奇尔(Philip Kitcher)都致力于举报伪科学。古尔德的书不会出错,我推荐《人类的错误判断》(*The Mismeasure of Man*, W. W. Norton & Company, 1993)一书。在《滥用科学》(*Abusing Science*, MIT Press, 1986)这本书中,基特奇尔系统剔除了反进化论运动的内容。无独有偶,巴尼特(S.Anthony Barnett)在《科学:神话还是魔法》(*Science: Myth or Magic*, Allen & Unwin, 2000)一书中,鲍尔(Henry Bauer)在《科学还是伪科学:磁疗法、心理现象及其他非传统方法》(*Science of Pseudoscience: Magnetic Healing, Psychic Phenomena, and other Heterodoxies*, University of Illinois, 2001)一书中,都探寻了没有事实依据的信念产生的原因。

　　我很喜欢帕克(Robert Park)的《巫毒科学》(*Voodoo Scrence*, Oxford University Press, 2000),在该书中,帕克引导读者甄别迷信和江湖骗术,了解科学家热衷顺势疗法或持久运动器械的想法。兰普顿(Sheldon Rampton)和媒体民主中心的斯塔博(John Stauber)就工业实践写了两本标题幽默且

"含金量很高"的书:《相信我们,我们是专家!》(*Trust Us, We're Experts!*, Tarcher-Putman, 2001)和《化学废弃物对你有益》(*Toxic Sludye Is Good For You!*, Tarcher-Putman, 1995)。通过这些书,读者可以基本了解科学、统计与公共关系的使用与滥用情况。

海弗列克(Leonard Hayflick)就衰老问题写了一部佳作《我们怎样变老,我们为什么变老》(*How and Why We Age*, Ballantine Books, 1996),虽然该书囿于宿命论的观点,但是内容深入细致。如果读者愿获得关于衰老的积极观点,可参考博茨(Walter Bortz)的《敢于活到 100 岁》(*Dare To Be 100*, Simon & Schuster, 1996)。关于年龄欺骗的内容,读者可参阅奥尔沙斯凯(S. Jay Olshansky)的《寻求永生》(*The Quest for Immortality*, W.W.Norton & Company, 2001)。替代疗法研究充满危险,泰勒(Verro Tyler)的《可靠的草药》(*The Honest Herbal*, Hawthorn Herbal Press, 1999)现已印到第 4 版,被奉为研究草药的圣典。虽然仿制药丛书中更多详实的关于替代疗法的书籍令我望而却步,但我还是惊奇地发现了《仿制药的替代疗法》(*Alternative Medicine for Dummies*, Wiley, 1998)这本书。该书解释了哪些治疗方法是奏效的,哪些是荒唐可笑的。

《科学美国人》、《科学新闻》、《纽约时报》科学版和《华盛顿邮报》健康版都值得对合理的医疗和医学进步信息感兴趣的读者订购。

互联网

互联网上有大量关于糟糕的医学的信息。不幸的是,一些华而不实的网站提供看似已被证明、其实是错误的医学和健康信息;而网友并不能通过语法错误与创办于 1993 年左右这两点来评判一个网站是否是不良网站。好在巴雷特博士 (Dr. Stephen Barrett) 的庸医监视网站(http://www.quackwatch.com)提供了有价值的互联网信息。这家网站定期更新,致力于减少有关健康护理的虚假、神秘和狂热的信息。该网站虽界面设计不时尚,但经常因其信息的深入性而获得青睐。另一家不错的网站是超自然言论科

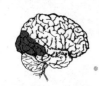

学研究委员会主办的(http://www.csicop.org)，同时该委员会还发行《怀疑的调查者》杂志。卡罗尔(Robert Todd Carroll)的怀疑字典(http://skepdic.com)提供给网友从头到尾的言论和小道消息，也许这也是网友一直想知道的。

想要了解更多的关于庸医行径的有趣信息，可访问问题医学设备博物馆(http://www.mtn.org/~quack)，这是位于明尼阿波利斯的一家怪异的免费博物馆的网页版。大多数人都同意的科学家内部流传的最搞笑笑话是"不可能研究年鉴"(AIR, http://www.improb.com)，它是搞笑诺贝尔奖的前身。AIR出版古怪无用但百分百真实的科学实验结果。顺势疗法是其一贯特色。对于关心健康信息的核心人群来讲，若想获得更深入更充分的信息，国立卫生研究院网站(http://www.nih.gov)的信息规范正规。另一个有用的网站是国家医学图书馆的公共医学服务(http://www.nlm.nih.gov/hinfo.html)，它提供数千种专业健康期刊的免费摘要搜索。

策　　划　侯慧菊　王世平

责任编辑　郑华秀

装帧设计　杨　静

"让你大吃一惊的科学"系列丛书
鲨鱼真的不会得癌症吗
　　　——本属谬误的医学常识
【美】克里斯托弗·万杰克（Christopher　Wanjek）　著
刘学礼等　译

出版发行　**上海科技教育出版社有限公司**
　　　　　（上海市闵行区号景路159弄A座8楼　邮政编码201101）
网　　址　www.sste.com　www.ewen.co
经　　销　全国新华书店
印　　刷　天津旭丰源印刷有限公司
开　　本　720×1000　1/16
字　　数　225 000
印　　张　16
版　　次　2011年8月第1版
印　　次　2022年6月第3次印刷
书　　号　ISBN 978-7-5428-5174-1/N·802
图　　字　09-2009-643号
定　　价　58.00元